MEDIENERZIEHUNG IN DER KITA

Kinder mit kreativen Projekten begleiten, digitale Medien altersgerecht einsetzen und rechtssicher nutzen

Alle Vorlagen zu diesem Thema finden Sie als Download unter **www.rechtssichere-kita.de/medien**

Verlag PRO KiTA

Impressum

ISBN: 978-3-8125-3880-0

Medienerziehung in der Kita

Verlag PRO Kita, ein Unternehmensbereich der VNR Verlag für die Deutsche Wirtschaft AG
Theodor-Heuss-Straße 2–4 · 53177 Bonn

Telefon: 02 28 / 9 55 01 30
Telefax (Kundendienst): 02 28 / 36 94 80
Telefax (Redaktion): 02 28 / 35 93 58
Internet: www.pro-kita.com

Schutzgebühr: 29,95 €

Eingetragen: Amtsgericht Bonn HRB 8165
Vorstand: Richard Rentrop, Bonn
Redaktionell Verantwortlich: Kathrin Righi (Adresse s. o.)
Autorinnen: Bianca Kessel, Bonn; Patricia Horn, Lahr; Judith Barth, Unkel
Produktmanagement: Katarina Fessenko, Bonn; Julia Wiebe, Bonn

Satz: TiPP 4 GmbH, Rheinbach
Druck: Beltz GmbH, 99947 Bad Langensalza
Bezug: Verlag PRO Kita

Inhalt

Vorwort

Liebe Leserinnen und Leser,

wir freuen uns darüber, dass Sie sich des Themas „Medien“ annehmen und diese Broschüre für sich und die KollegInnen erworben haben.

Unsere Welt wird zunehmend schnelllebiger und die Kommunikation immer allgegenwärtiger. Vieles findet im Autopilot statt und wird nebenbei geklärt. Welchen Einfluss können wir als pädagogische Fachkräfte auf die Nutzung von Medien nehmen?

Zu Beginn dieser Broschüre ist der Spruch von Herrn Niclas Luhmann, Systemiker, sehr stimmig, dass die Gesellschaft niemals ohne Kommunikation und Kommunikation niemals ohne Gesellschaft gedacht werden darf. (Vgl. Luhmann, 1997, S. 13)

In diesem Sinne „formen“ Medien unsere Kommunikation in jeglicher Hinsicht. Früher hat sich alles um das gesprochene und geschriebene Wort gedreht. In der heutigen Gesellschaft findet Kommunikation häufig zusätzlich über verschiedene Geräte und Apps statt.

Wofür benötigen die Mitarbeitenden und die Kinder in der Kita Kompetenzen im Umgang mit Medien?

Medienkompetenz ist ein wichtiger Leitbegriff in der Medienpädagogik. Die Frage, wie Medienkompetenz vermittelt werden kann und soll, steht nicht nur im Mittelpunkt teils kontroverser bildungspolitischer und pädagogischer Debatten. Auch in vielen Kita-Teams und in der Zusammenarbeit mit Eltern wird der Umgang mit Medien sehr unterschiedlich gehandhabt.

Es geht nicht darum, den Kindern jegliche Form an Medien zur Verfügung zu stellen oder die Eltern zu belehren, wie eine Medienerziehung aussehen soll. Als pädagogische Fachkräfte haben Sie die Aufgabe, sich mit den aktuellen Themen der Kinder und ihren Familien zu beschäftigen. Da Medien und vor allem digitale Medien aus unserer Welt nicht mehr wegzudenken sind, besteht hier die Chance, dem Kontext „Familie“ unterstützend zur Seite zu stehen und nach den Gegebenheiten der Kita entsprechende Angebote zur Verfügung zu stellen, um den Kindern in ihrer Entwicklung Kompetenzen im Umgang mit Medien zu vermitteln.

Mit dieser Broschüre möchten wir Ihnen dabei zur Seite stehen, sich mit dem Themenbereich „Medien" sachlich-informativ auseinanderzusetzen und diesen mit Ihren Mitarbeitenden einzuführen und zu bearbeiten. Mit entsprechenden praktischen Impulsen können Sie so den Grundstein für einen stimmigen Umgang mit Medien im Leben der Kinder legen.

Wir wünschen Ihnen viel Freude beim Lesen und Experimentieren mit Medien.

Ihre

Bianca Kessel und Patricia Horn

Teil 1: Grundlagen für die Medienarbeit in der Kita

Die Nutzung von Medien durch Kinder ist in der heutigen Zeit allgegenwärtig und stellt uns als pädagogische Fachkräfte vor neue Herausforderungen. Um den Umgang mit Medien im Kita-Alltag reflektiert und pädagogisch sinnvoll zu gestalten, haben wir für Sie die wichtigsten Grundlagen für die Medienarbeit in der Kita zusammengetragen. Sie lesen in diesem Kapitel alles vom allgemeinen Medienverständnis über die verschiedenen Sinneskanäle und Medien bis hin zur Medienkompetenz.

1.1 Allgemeines Verständnis von Medien

„Die Kindertageseinrichtung hat als erste Institution, die Kinder besuchen, die Chance, erste Ansätze zur Medienkompetenz bei Kindern aufzubauen."
(Prof. Dr. Helen Knauf)

Medien sind aus dem Alltag einer Kita nicht mehr wegzudenken. Daher ist es für das Personal unabdingbar, digitale Medien in die bestehenden Konzepte der frühkindlichen Bildungsarbeit zu integrieren. Eltern sowie Mitarbeitende tragen dafür Verantwortung, dass digitale Räume, in denen sich Kinder bewegen, sicher sind. Dabei ist die Entwicklung einer präventiven Medienkompetenz bedeutsam: Zeigen Sie den Kindern einen kompetenten Umgang mit Medien und sozialen Netzwerken, schützen Sie Kinder vor Gefahren, und beachten Sie dabei die Kinderrechte.

In der heutigen Zeit ist das Leben von Kindern von Medien geprägt. Medienkonsum ist in vielen Familien Teil des Alltags und beeinflusst das Leben der Kinder. Einige Kinder haben ständigen Zugang zu Smartphones oder Tablets, während andere regelmäßig fernsehen oder Videospiele spielen. Manche Eltern erlauben ihren Kindern uneingeschränkten Zugang zu Medien, während andere sie streng limitieren oder sogar komplett verbieten. In jedem Fall wachsen Kinder in einer Welt auf, in der der Umgang mit digitalen Medien allgegenwärtig ist und in der sie lernen müssen, damit richtig umzugehen.

Die medienpädagogische Kompetenz vieler pädagogischer Fachkräfte wie auch die technische Ausstattung der meisten Kitas sind ausbaufähig, und Medien nehmen in der Ausbildung von pädagogischen Fachkräften noch immer einen sehr geringen Stellenwert ein. Auch Eltern sind oftmals überfordert, sind sie doch meist in ganz anderen, meist noch deutlich weniger von Medien geprägten Lebenswelten groß geworden. Dennoch hat die Kommunikation über digitale Medien aufgrund der Corona-Pandemie rapide zugenommen, und E-Mails, Zoom-Veranstaltungen und digitale Kita-Apps haben vielerorts längst Einzug gehalten.

Zahlreiche Medieninhalte wecken das Interesse der Kinder, liefern erklärende Informationen, befriedigen ihre Neugier und stillen ihren Wissensdurst. Die Nutzung von Smartphones und Tablets ist längst Alltag geworden. Fast jeder Erwachsene besitzt ein Smartphone und nutzt dieses regelmäßig bzw. täglich. Kinder werden dadurch immer wieder mit Medien konfrontiert, ob aktiv oder passiv, indem der Fachkraft oder dem Elternteil über die Schulter geschaut wird.

Es gibt jedoch nicht nur das Smartphone und Tablets, sondern noch viele andere Medien, mit denen Kinder im Familienalltag und in der Kita konfrontiert werden.

Im folgenden Schaubild können Sie sich einen Eindruck über die Vielzahl der Medienformen verschaffen.

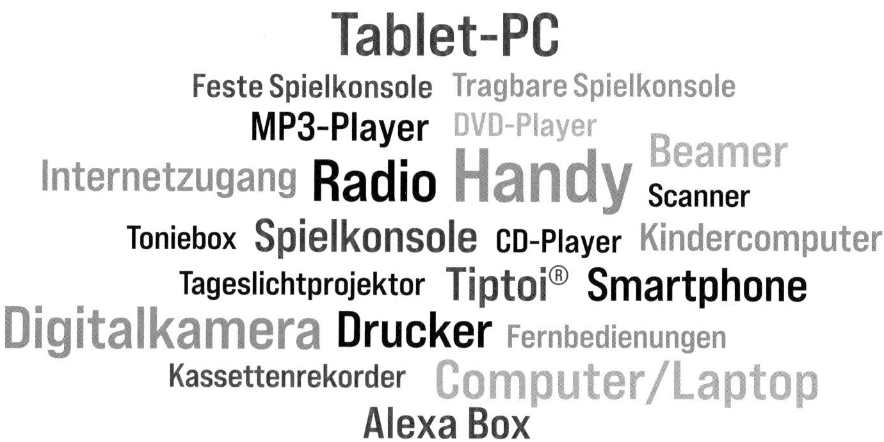
Tablet-PC
Feste Spielkonsole
Tragbare Spielkonsole
MP3-Player
DVD-Player
Internetzugang
Radio
Handy
Beamer
Scanner
Toniebox
Spielkonsole
CD-Player
Kindercomputer
Tageslichtprojektor
Tiptoi®
Smartphone
Digitalkamera
Drucker
Fernbedienungen
Kassettenrekorder
Computer/Laptop
Alexa Box

Durch die breite Auswahl wird Ihnen bestimmt bewusst, wie viele Medien wir täglich um uns herum zur Verfügung haben, weshalb das Bewusstsein dafür bei den pädagogischen Fachkräften unbedingt zu wecken ist. Es geht nicht darum, dass Sie alles in der Kita integrieren und jegliche digitalen Medien pädagogisch nutzen sollen, sondern darum, den Interessen der Kindern gerecht zu werden und den Umgang schon frühzeitig in einem sicheren Rahmen erfahrbar zu machen.

1.1.1 Neue Medien in der Kindertageseinrichtung

Frühe Gelegenheiten, um neue Medien kennenzulernen, können für Kinder bereits in der Kita geschaffen werden, und sie können dazu animiert werden, bereits künstlerisch-kreativ mit neuen Medien tätig zu werden. Leider gibt es hier vonseiten der Fachkräfte häufig Hemmschwellen und Befürchtungen, neue Medien in der frühkindlichen Bildung mit einzubeziehen. Die Kitas trennen oft zwischen „alten" und „neuen" Medien. In der häuslichen Alltagswelt der Kinder werden jegliche Arten von Medien bereits vielfach genutzt, d. h., sie tauchen nebeneinander parallel auf, und die tatsächliche Trennung fällt schwer.

Die klassische kulturelle Bildung wie Musizieren, Malen, Tanzen, Lesen und Theaterspielen ist für die frühkindliche Entwicklung von grundlegender Bedeutung. Darüber hinaus sollten Kinder schon frühzeitig für neue Medien in unterschiedlichen Gestaltungsmöglichkeiten sensibilisiert werden. So können die kulturelle Bildung bereichert, kreative Prozesse befähigt und Medienkompetenz ausgebildet werden. Der Einsatz von neuen Medien bietet die Möglichkeit, die Kreativität durch eigenständiges und individuelles Lernen zu fördern.

1.1.2 So findet die Medienaneignung bei Kindern statt

Machen Sie sich zu Beginn bewusst, wie sich Kinder den Umgang mit Medien aneignen.

Durch die folgenden 4 Stationen können Sie besser einordnen, in welchem Alter Kinder auf welche Weise mit Medien umgehen und wie sich die Aneignung durch die Entwicklung der Kinder verändert. (Theunert, 2007)

Schaubild: Medienaneignung bei Kindern nach Altersstufe

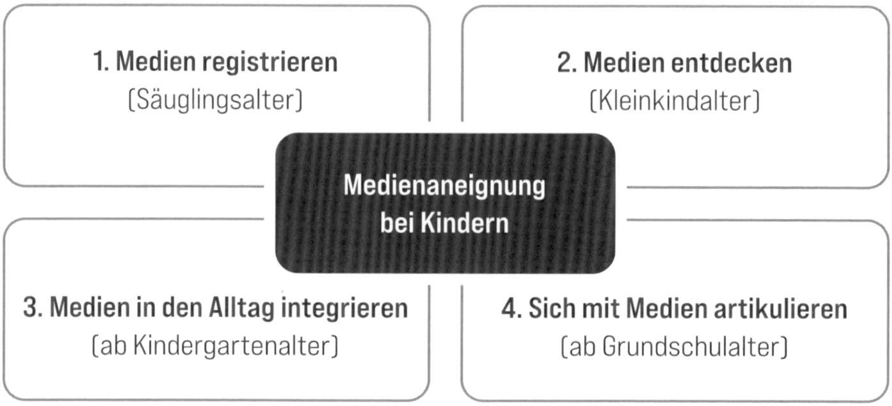

Station 1 – Medien registrieren (im Säuglingsalter): Kinder erleben und registrieren, wie Medien in der Familie bzw. von ihren Bezugspersonen genutzt werden. Kinder reagieren auf optische und akustische Reize. Aufgabe von Ihnen, Ihrem Kita-Team und den Eltern ist es, die Medienerfahrung der Kinder zu beobachten und zu reflektieren.

Station 2 – Medien entdecken (im Kleinkindalter): Ab dem Alter von ca. 1,5 bis 2 Jahren beginnen Kinder, sich für Medien zu interessieren. Dabei hat Ihre Einrichtung oder die Eltern den Auftrag bzw. die Aufgabe, sie zu begleiten und zu unterstützen. Alles ist zu lernen, beginnend bei der ersten Bedienung, sei es das Wischen, Klicken, Drücken oder auf bestimmte Töne reagieren. Die Eltern und Sie als pädagogische Fachkraft sind wichtige Begleitpersonen bei der altersgerechten Medienaneignung.

Station 3 – Medien in den Alltag integrieren: Etwa ab dem 3. Lebensjahr beginnen Kinder, Medien zu verstehen, zu nutzen, Erwartungen an sie zu entwickeln. Medien können zu einem regelmäßigen Teil der Freizeitbeschäftigung werden. Hier sollten Kinder die Möglichkeit und das notwendige Material zum aktiven eigenständigen Gestalten mit Medien erhalten. Unterstützen Sie dies, indem Sie Hintergrundinformationen zu Medien und Medieninhalten vermitteln.

Station 4 – Sich mit Medien artikulieren: Ungefähr ab dem Grundschulalter können sich Kinder durch die sich entwickelnden Lese- und Schreibkompetenzen einen zunehmend selbstständigeren Umgang mit Medien aneignen. Medien werden zu einem Kommunikationsmittel, einem Interaktionsfeld, einer Wissensquelle und einem Unterhaltungsmittel. Medien sollten fester Bestandteil der pädagogischen Arbeit in Ihrer Kita sein, damit die Medienkompetenz gefördert und die Reflexion des eigenen Medienverhaltens unterstützt werden kann. (Vollmer, 2021, S. 267–268)

Die folgenden Leitfragen helfen Ihnen dabei, sich zwischen den Stationen zu orientieren und für einzelne Kinder den Überblick zu erhalten, wo sie sich gerade befinden und welche Station aktuell Thema ist. Durch die genauere Auseinandersetzung können Sie als pädagogische Fachkraft wieder mehr über das Kind erfahren. Natürlich braucht es dafür Zeit, jedoch ist diese Zeit wirklich sinnvoll investiert.

Fragebogen: Leitfragen zur Medienaneignung

1. Interessiert sich das Kind bereits für Medien und wie reagiert es auf diese?

Beispiel: *Ist das Kind interessiert, kennt sich das Kind damit aus – oder ist es eher sehr vorsichtig, weil es in der Familie noch keinen Kontakt mit Medien in unterschiedlichen Formen hatte?*

2. Kommt das Kind mit Medien in Berührung? In welchem Umfeld und Umfang findet dies statt?

Beispiel: *Hat das Kind zu Hause schon ein Tablet, auf dem es Spiele spielen darf? Hat es feste Fernsehzeiten, oder kommt es mit den verschiedensten Medien noch nicht in Kontakt?*

3. Welches Medienverhalten wird durch die engsten Bezugspersonen vorgelebt?

Beispiel: *Hier ist es spannend, auch die Eltern im Elterngespräch zu fragen, wie wichtig ihnen der Kontakt mit Medien ist. Möchten sie, dass ihre Kinder diese kennenlernen, oder halten sie ihre Kinder so lange wie möglich davon fern? Dadurch können Sie in der Einrichtung schon feststellen, wo Sie ansetzen, damit Sie die Kinder nicht überfordern.*

4. Wird die Entwicklung des Kindes aufgrund des Medienverhaltens seines Umfeldes beeinflusst? In welchem Maße?

Beispiel: *Im Elterngespräch ist das natürlich eine Frage, die man nur sehr gezielt und vorsichtig stellen kann. Durch die viele Mediennutzung kann die Bewegung in den Familien in den Hintergrund geraten. Draußen regnet es, und die Familien parken ihre Kinder vor dem Fernseher. Deswegen ist es wichtig, dass Sie in der Kita eine Balance schaffen. Medien sollen ihren Stellenwert erhalten, da sie zu unserer Zeit gehören und ein wertvolles Instrument sind, aber gleichzeitig sollten die Erfahrungen, draußen zu spielen und sinnliche Kompetenzen zu erlernen, nicht zu kurz kommen.*

1.2 Das steckt hinter dem Begriff „Medienkompetenz“

Als Kita-Leitung haben Sie die Möglichkeit und die Pflicht, bei den Kindern bereits in jungen Jahren den Grundstein für die Medienkompetenz zu legen. Bieten Sie hierzu den Kindern Möglichkeiten, sich spielerisch mit Medien auseinanderzusetzen und diese nicht nur passiv zu konsumieren. Durch diese Erfahrungen lernen Kinder verschiedene Einsatzmöglichkeiten von Medien kennen und erfahren, wofür sie genutzt werden können. Es ist wichtig, dass die Kinder beim spielerischen Umgang mit Medien die Freude am selbstständigen Ausprobieren und Tun im Fokus behalten. Dadurch schaffen Sie die Basis für einen reflektierten und bewussten Umgang mit Medien in Ihrer Kita.

Für Sie als pädagogische Fachkraft gilt im Kontext des lebenslangen Lernens, in der Lage zu sein, sich neue Fähigkeiten und neues Wissen im Bereich „Medien“ zu erschließen, die eigene Mediennutzung zu reflektieren und die Entwicklungen im Bereich „Medien“ kritisch zu verfolgen. Und genau das sollten Sie auch den Kindern Schritt für Schritt ermöglichen.

Kinder verstehen die Bedienung technischer Geräte meist sehr schnell und eignen sich die Handhabung ohne Schwierigkeiten an, im Gegensatz zu dem ein oder anderen Erwachsenen. Das wird von Erwachsenen leicht mit kompetenter Nutzung verwechselt.

Sowohl in der Praxis als auch in der Theorie wird Medienkompetenz sehr unterschiedlich definiert, und dadurch wirkt der Begriff oft diffus. Medienkompetenz lässt sich aber laut Dieter Baacke anhand von 4 Dimensionen gut erklären und unterscheiden:

Übersicht: 4 Dimensionen von Medienkompetenz (Dieter Baacke)

Dimension	Erläuterung	Beispiel
1. Medienkritik	Ist die Fähigkeit, kritisch mit Medien umgehen zu können, dabei ist der Umgang geprägt von reflexiver Anwendung und dem ethisch sozialverantwortlichen Handeln und Denken.	Kinder können unterscheiden, was ihnen Freude bereitet und was sie eher langweilig oder frustrierend finden. Trauen sie sich zu, Fotos mit einer Kamera zu machen, oder nehmen sie das Tablet in die Hand und probieren sich aus?

Übersicht: 4 Dimensionen von Medienkompetenz (Dieter Baacke)

Dimension	Erläuterung	Beispiel
2. Medienkunde	Ist das Wissen über Medien und Mediensysteme. Unterschieden wird hier nochmals in 2 Unterteile. 1. Informativ: das Wissen über Systematiken und Prozesse der Medienerstellung 2. Instrumentell-qualifikatorisch: Geräte und Anwendungen oder Applikationen bedienen und nutzen können.	Zunächst verwenden die Kinder eine alte Schreibmaschine, um ihre Texte zu verfassen, und können dabei beobachten, wie die Buchstaben auf dem Blatt Papier erscheinen, wenn sie auf die Tasten tippen. Anschließend übertragen sie den Text in einen Computer und drucken ihn aus, um ein besseres Verständnis des Druckprozesses zu erlangen.
3. Mediennutzung	Ist die Fähigkeit, Medieninhalte, egal, ob Text, Bild, Ton oder Video, entsprechend der eigenen Zielsetzung nutzen zu können. Dies schließt die Kommunikation und den Erwerb von Wissen ein, kann aber auch der einfachen Unterhaltung dienen.	Ein Kind verwendet eine Digitalkamera, weil es weiß, dass es damit Fotos machen kann und daraus beispielsweise ein Projekt wie auf Seite 108 entstehen kann.
4. Mediengestaltung	Ist die Fähigkeit des verändernden oder weiterentwickelnden Handelns innerhalb eines Mediensystems. Hier wird auch der kreative Bereich miteinbezogen.	Medien werden ergänzend im Alltag verwendet und an bereits Bestehendes angeschlossen. Die Kunstwerke der Kinder werden fotografiert, und daraus können Postkarten entstehen, welche die Kita als Dankeschön an Kooperationspartner oder andere versenden kann.

(vgl. Baacke, 1999, S. 7-12)

Ergänzend zu den 4 Dimensionen von Baacke hat Stefan Aufenanger weitere 6 Dimensionen von Medienkompetenz genannt, die sich teilweise überschneiden. Diese 6 Dimensionen werden zusammenhängend gesehen, und alle sind gleichwertig zu behandeln.

Übersicht: 6 Dimensionen von Medienkompetenz (Stefan Aufenanger)

Dimension	Erläuterung	Beispiel
1. Kognitive Dimension	Bezieht sich auf das Wissen über Medien, das Erkennen von Absichten und das Verstehen der Inhalte.	Kinder nutzen und verstehen die Digitalkamera. Sie können sie verwenden, um Fotos zu machen, und diese Fotos am Ende auch ausdrucken und in der Hand halten.
2. Moralische Dimension	Beschreibt den verantwortungsbewussten Umgang mit Medien und geht mit Bedenken ethischer Fragen um.	Ein sorgfältiger Umgang mit den Materialien ist hier von großer Bedeutung. Wenn Kinder eine Digitalkamera verwenden, ist es wichtig, ihnen zu vermitteln, dass dieses Gerät wertvoll ist, dass es kaputtgehen kann und dass es auch viel Geld gekostet hat. Weisen Sie auf Regeln im Umgang mit der Kamera hin: Falls die Digitalkamera über ein Handgelenksband verfügt, sollten die Kinder darauf hingewiesen werden, dieses während der Nutzung um das Handgelenk zu binden und nach Gebrauch die Schutzhülle wieder über die Kamera zu ziehen.
3. Soziale Dimension	Bezieht sich auf die Kommunikation und soziale Interaktion mit und durch Medien.	Indem die Kinder untereinander Absprachen treffen und die Möglichkeit haben, die Digitalkamera auch anderen Kindern zur Verfügung zu stellen, kann der soziale Aspekt der Fairness bei ihnen gefördert werden.
4. Affektive Dimension	Bezieht sich auf die Kommunikation und soziale Interaktion mit und durch Medien.	Versenden Sie gemeinsam mit den Kindern Fotos an die Eltern über die Kommunikations-App der Kita – z. B. das Foto eines großen Bauwerks. Auf diese Weise versteht das Kind, dass auch über Medien kommuniziert werden kann.

Übersicht: 6 Dimensionen von Medienkompetenz (Stefan Aufenanger)

Dimension	Erläuterung	Beispiel
5. Ästhetische Dimension	Beinhaltet die Wahrnehmung von Medien.	Kinder malen einen Laptop, der auf dem Bildschirm Inhalte zeigt. Hierzu können Sie auch die Malvorlage auf Seite 104 nutzen. Somit helfen Sie den Kindern, die Medien in der Kita wahrzunehmen und zu gestalten.
6. Handlungsdimension	Bezieht sich auf den aktiven, kreativen und kompetenten Umgang mit Medien.	Bei einem Medienführerschein (Seite 105) lernen Kinder, wie man Medien sinnvoll und sicher nutzt, wie man sie einsetzt und welche Möglichkeiten sie ihnen bieten.

Durch diese Betrachtungen wird verdeutlicht, dass es notwendige Eigenschaften braucht, um sich in einer durch Medien geprägten Welt zurechtzufinden und zu handeln. Ziel sollte sein, den Kindern einen verantwortungsvollen und kompetenten Umgang mit Medien zu zeigen und zu vermitteln. Medienkompetenz ist eine lebenslange Lernaufgabe. (Bildungsserver, 2023)

Tipp: Wählen Sie eine der beiden Ausführungen aus, und stellen Sie diese in Ihrem Team vor: So erhalten Sie einen Gesamtüberblick, um in das Thema einzusteigen.

1.2.1 Ziele für die Medienkompetenz in der Kita

In der Kita sollte ein zentrales Ziel die Stärkung im Umgang mit Medien sein, um dadurch Bildungschancen zu gewährleisten und Grundkompetenzen für das weitere Leben zu vermitteln. Es ist ein lebenslanger Prozess, einen kompetenten und verantwortungsbewussten Umgang mit Medien zu erlernen. Die Mediennutzung, -wahrnehmung und -interpretation sollten immer in einen Kontext eingebettet sein und von Erwachsenen begleitet werden. Kinder sollten entsprechend ihrem Entwicklungsstand, ihren Interessen sowie den Bedürfnissen begleitet werden.

Dabei ist zu beachten, dass gerade Kinder aus sozial schwächeren Familien oft die Ausstattung zu Hause nicht vorfinden und dadurch die soziale Ungleichheit noch weiter verstärkt wird. Die Ausstattung bezieht sich in diesem Zusammenhang darauf, dass weder ein Laptop noch ein Tablet vorhanden ist und sich die Eltern auch keine Tiptoi-Bücher oder Tonieboxen leisten können. Die Kita hat hier die Chance, den Ausgleich zu schaffen. Stellen Sie hierzu den Kindern verschiedene digitale Medien zur Verfügung, wie z. B. eine Toniebox, eine Digitalkamera oder auch Tiptoi-Stifte, damit die Kinder sich spielerisch damit auseinandersetzen können. Durch diese Erfahrung lernen Kinder verschiedene Anwendungsmöglichkeiten und Zwecke von Medien kennen. Das Ausprobieren und selbstständige Tun sollen dabei im Mittelpunkt stehen. Die ersten Erfahrungen mit Medien bilden die Basis für einen reflektierten und bewussten Medienumgang. Durch digitale Elemente können bestehende Konzepte und Angebote sinnvoll von Ihnen ergänzt werden.

Die nachfolgende Tabelle veranschaulicht, wie Sie die Medienkompetenz der Kinder in der Kita stärken und ihre Fähigkeiten im Umgang mit Medien erweitern können. Hierzu finden Sie anregende Ideen und Impulsfragen, um an dem Thema gemeinsam zu arbeiten.

Übersicht: Ideen und Impulse für die Medienarbeit	
Spielen	Das Experimentieren mit der eigenen Umwelt und den dazugehörigen Medien
Auftreten	Alternative Ideen zur Entdeckung nutzen und in andere Identitäten schlüpfen, wie sich zu verkleiden oder einen Bürotisch mit einem kaputten Laptop in der Kita zu integrieren
Aneignen	Sinnvolle Ausschnitte aus Medien lösen
Verteilte Kognition	Mittels kognitiver Werkzeuge die eigenen Verarbeitungskapazitäten verstärken durch die Arbeit an einem Laptop oder einem Tablet
Urteilsvermögen	Die Verlässlichkeit und Glaubwürdigkeit verschiedener Medien beurteilen
Vernetzung	Welche Medien gibt es, wie können diese verwendet werden?

1.2.2 Grundlagen für medienpädagogische Angebote

Eine Möglichkeit, Medienkompetenz in den pädagogischen Alltag zu integrieren, besteht darin, vorhandene Ressourcen und Strukturen zu nutzen. Ein Beispiel hierfür wäre die Verwendung von Digitalkameras, die Sie bereits für Ihre Portfolioarbeit täglich nutzen. Auch die vermehrte Verwendung von CD-Playern kann dazu beitragen, dass die Kinder den Umgang mit Medien erlernen und vertiefen können. Ein weiteres Beispiel sind defekte Geräte, die mit den Kindern auseinandergenommen werden können. Und schrecken Sie hier nicht davor zurück, weil Sie keine Erfahrungen damit haben. Die Geräte sind sowieso defekt, daher kann hier nichts mehr passieren.

In einigen Kitas wird dieser zentrale Bildungsbereich der Medienbildung noch nicht regelmäßig in den Alltag integriert. Die Gründe hierfür sind vielfältig und nicht unerheblich. Häufig liegen schlechte technische Ausstattung, mangelnde Qualifizierung der Fachkräfte, ein knapper Betreuungsschlüssel und Stellenmangel oder die Zunahme von verhaltensauffälligen Kindern vor. Dennoch haben Sie als pädagogische Fachkräfte den Auftrag, die Medienkompetenzen Ihrer Kita-Kinder zu fördern. Häufig haben Sie mehr Ressourcen zur Verfügung, als Ihnen auf Anhieb in den Sinn kommen, und können, ohne große Summen auszugeben oder die Kita komplett umzustrukturieren, bereits mit der Medienbildung loslegen. Wie Sie an vorhandene Ressourcen und digitale Medien anknüpfen, diese gezielt ergänzen und die Vielfalt der Medienwelt in der heutigen Zeit den Kindern schon frühzeitig zur Verfügung stellen, erfahren Sie in den folgenden Kapiteln.

Die nachfolgende Tabelle gibt Ihnen eine Übersicht von Beispielen, wie Sie in Ihrer Kita die Verbindung zwischen Medien, Bewegung, Sinneserfahrungen und Spiel herstellen können. Medien sind äußerst vielseitig und können in den Alltag jeder Kita integriert werden, ohne dass Bewegung und sinnliche Erfahrungen dabei vernachlässigt werden müssen.

Übersicht: Verbindung von klassischer und digitaler Arbeit in der Kita	
Sinneswahrnehmung, Bewegung und Spiel	Sprechen, Singen, Tanzen, Malen und Basteln mit und über Medien, das Integrieren von Medienerfahrungen und Mediengeräten in das Spiel, Rollenspiele über Mediengeschichten und der Austausch über spezifische Meinungen
Prinzip der Freiwilligkeit	Anhand der jeweiligen Bedürfnisse können Kinder an den Angeboten vor allem aus eigener Motivation teilnehmen, womit die Eigenständigkeit, Entscheidungsfähigkeit und auch das Erkennen individueller Vorlieben gefördert werden
Kleingruppenarbeit	Es kann individuell auf das einzelne Kind eingegangen und direkt an die persönliche Medienerfahrung und -erlebnisse angedockt werden. Sorgen und Probleme können besser thematisiert werden. Mediale Ergebnisse können in Kleingruppen gut festgehalten werden und die Kommunikationsfähigkeit und soziales Verhalten begünstigen.
Offene Fragestellungen	Bieten eine größere Zahl an Antwortmöglichkeiten. Gedanken, Wünsche oder Erwartungen können erfahren werden, regen die Kreativität an und fordern das Nachdenken. Keine Erwartungen sollten mitschwingen, um die Freiheit bei der Antwort zu ermöglichen.

Achten Sie mit Ihrem Kita-Team immer darauf, dass die Mediennutzung ausgeglichen vonstattengeht. Diese Ausgeglichenheit schaffen Sie am besten, wenn Sie darauf achten, dass digitale Medien nur in Verbindung mit Projekten genutzt werden, oder das digitale Erlebnis aufgearbeitet wird. Haben die Kinder auf dem Tablet ein Kurzvideo zu Autorennen gesehen, bauen Sie gemeinsam mit den Kindern eine Rennstrecke nach, und spielen Sie das Gesehene nach.

Weiterhin lässt sich die Medienbildung in die folgenden 3 Bereiche unterscheiden. Dadurch machen Sie sich im Alltag noch mal bewusst, wie vielfältig die Medienarbeit stattfindet und welche Möglichkeiten es gibt. (Vgl. Baacke, 2007)

Übersicht: 3 Bereiche der Medien

Bildung durch Medien	Dieser Bereich nimmt Medien als Lernort und als Informations- und Wissensquelle wahr. Der selbstständige, regelmäßige Umgang mit Medien zur Wissenserweiterung wird den Kindern ermöglicht. Dies geschieht unter Zeitbeschränkung und Beobachtung durch Begleitpersonen.	Ein Beispiel hierfür wäre, dass Sie in Ihrer Kita ein Tablet anbieten. Dieses Tablet wird den Kindern aber nur zur Verfügung gestellt, wenn Sie als Fachkraft einen Blick darauf haben, was die Kinder damit machen. Wichtig ist hier, immer eine Sanduhr zu stellen, damit die Kinder sehen, wie viel Zeit sie an dem Gerät verbringen dürfen. Dafür nutzen Sie am besten einen Raum, wie die Bibliothek o. Ä., damit es für die Kinder und Sie ruhig und überschaubar ist.
Bildung mit Medien	Hier bilden die Medien ein Werkzeug im Lern- und Entwicklungsprozess. Die Kinder nutzen Medien aktiv und erfahren die verschiedenen Funktionsweisen und Gestaltungsmöglichkeiten. Ein Projektbeispiel befindet sich auf Seite 108 bei dem Sie das Memory für Fachkräfte erstellen können.	In dieser Betrachtung geht es darum, dass die Kinder selbstständig mit dem Tablet tätig werden und in der Kita miteinander agieren. Das bedeutet – wie auch bei anderen Materialien –, dass geteilt oder gemeinsam am Tablet gearbeitet wird. Dadurch müssen die Kinder miteinander kommunizieren und sich absprechen, was sie machen möchten.
Bildung über Medien	Lernen über Medien ermöglicht dem Kind eine spielerische und altersgerechte Auseinandersetzung mit seinem Nutzungsverhalten, seinem Wissen darüber, welche Medien es gibt und wofür diese verwendet werden und was das Kind selbstständig mit den Medien tun kann. Mit Kita-Kindern können Sie schon frühzeitig thematisieren, dass auch sie Rechte an ihren Bildern haben und nicht jeder sie ohne ihre Zustimmung einfach fotografieren darf.	Ein gutes Beispiel ist das Erfragen, ob das Kind, folgende Fotos im Portfolioordner haben möchte oder damit nicht einverstanden ist. Den Kindern werden vielfältige Möglichkeiten geboten, um selbstständige Erfahrungen im Umgang mit digitalen Medien zu machen und diesbezüglich eigene Entscheidungen zu treffen.

1.3 Überzeugen Sie Ihren Träger und Sponsoren

Für die Einführung digitaler Medien benötigen Sie häufig die Zustimmung des Trägers, des Fördervereins oder die Unterstützung verschiedener Sponsoren. Wichtig ist, dass Sie im Gespräch Ihrem Gegenüber gut verdeutlichen, aus welchen Beweggründen der Einsatz digitaler Medien in der Einrichtung eingeführt bzw. erweitert werden soll und warum Gelder für die Finanzierung benötigt werden. Des Weiteren benötigen Sie meist die Zustimmung des Trägers, bevor Sie größere Anschaffungen realisieren oder die Medienarbeit erweitern können. Dies stellt viele Kitas vor Herausforderungen, da die Trägervertreter oft keinen pädagogischen Hintergrund haben und das Verständnis für die Vorgehensweisen in der Kita nicht immer gegeben ist.

Tipp: Fragen Sie in Ihrem Bundesland nach, ob es aktuell Zuschüsse oder ein Budget für Medien-Anschaffungen oder Medienprojekte gibt. Auch Bezirksausschüsse stellen für Kindertageseinrichtungen jährlich Geld zur Verfügung, wenn man hierzu konkrete Projekte einreicht. Der Bezirksausschuss entscheidet dann, in welcher Höhe er das Projekt fördert.

Eine Hilfestellung für das Gespräch mit dem Träger bietet die Arbeit mit dem Harvard-Konzept (Fisher & Ury 2004). Hierbei handelt es sich um eine konstruktive Verhandlungsmethode, die dabei unterstützt, Lösungen zu finden und den verschiedenen Interessen gerecht zu werden. Damit erreichen Sie nachweislich in der Regel Ihr Ziel. Die zugrunde gelegten Prinzipien können Sie bei verschiedensten Fragestellungen anwenden, ob es um die Erneuerung des Außengeländes oder um die Einführung von digitalen Medien in der Kita geht.

In der folgenden Tabelle finden Sie die Harvard-Methode anhand von Beispielen aus dem Kita-Alltag erklärt:

Übersicht: Die Prinzipien des Harvard-Konzeptes

Harvard-Prinzip	Definition	Beispiel
1. Trennen Sie Menschen und Sachfragen	Diskussionen sollten von persönlichen Beziehungen getrennt bleiben, um sich auf sachliche Inhalte zu fokussieren. Bei Verhandlungen geht es jedoch nicht nur um die inhaltliche Lösung, sondern auch um die Beziehung zum Verhandlungspartner. Obwohl es paradox klingen mag, ist es hilfreich, das Gegenüber inhaltlich zu kritisieren und gleichzeitig zu signalisieren, dass man es unterstützt. Dies führt oft zu den besten Verhandlungsergebnissen.	Sie bemerken in Ihrer Kita, dass die Mehrheit Ihrer Mitarbeitenden Printmedien bevorzugt, da sie aufgrund ihres Alters keinen Bezug zu digitalen Medien hat. Im Gegensatz dazu nutzen jüngere Fachkräfte eher digitale Medien. Sie lassen diese Aspekte jedoch außer Acht, da Ihnen bewusst ist, dass in Ihrer Kita viele Kinder aus finanziell schwächeren Verhältnissen stammen und zu Hause keinen Zugang zu Tablets oder Laptops haben. Deshalb setzen Sie sich bei Ihrem Träger dafür ein, diese anzuschaffen. Schließlich sollten Medien und Methoden immer auf die Bedürfnisse und Interessen der Kinder abgestimmt sein.

Übersicht: Die Prinzipien des Harvard-Konzeptes

Harvard-Prinzip	Definition	Beispiel
2. Auf Interessen konzentrieren, nicht auf Positionen	Die Position gibt an, was Sie wollen, während das Interesse beschreibt, warum Sie es wollen. Die Interessen beschreiben Ihre Anreize und Bedürfnisse, die hinter den Positionen stehen. Der Vorteil von Interessen gegenüber Positionen liegt darin, dass Interessen auf verschiedene Arten erfüllt werden können, während Positionen nur auf eine bestimmte Art und Weise erfüllt werden können. Berücksichtigen Sie die Interessen, dann erweitern Sie den Lösungsraum, was zu Lösungen führt, die den Interessen beider Seiten gerecht werden.	Der Träger ist nach der langen COVID-Zeit knapp bei Kasse und möchte Geld sparen. Sie möchten jedoch eine Fortbildung für Ihre Mitarbeitenden zum Thema „Medienkompetenz" buchen. Sie erklären Ihrem Träger, dass diese Fortbildung langfristig dazu beiträgt, dass die Kinder von einer pädagogisch fundierten Medienerziehung profitieren und die Mitarbeitenden ihre Kompetenzen erweitern und auf dem neuesten Stand halten.
3. Entwickeln Sie Optionen, von denen alle profitieren	Es ist wichtig, möglichst viele alternative Lösungsansätze zu entwickeln. Für eine erfolgreiche Verhandlung empfehle ich Ihnen, gemeinsam mit Ihrem Team ein Brainstorming durchzuführen, um Lösungen zu finden, die den Interessen beider Parteien gerecht werden. Die Königsdisziplin besteht darin, zusammen mit Ihrem Träger zu brainstormen, was jedoch nur durch ein gegenseitiges Vertrauensverhältnis möglich ist.	Ihr Träger weigert sich, finanzielle Ressourcen für neue Laptops freizugeben. Aus diesem Grund schlagen Sie ein gemeinsames Brainstorming vor. So erhalten Sie unkonventionelle und kreative Ansätze, wie beispielsweise die Nutzung von Secondhand-Laptops oder die Kooperation mit lokalen Unternehmen, um gebrauchte Tablets zu erhalten. Somit erhält Ihre Kita die Laptops, und der Träger muss nicht zahlen.

Übersicht: Die Prinzipien des Harvard-Konzeptes

Harvard-Prinzip	Definition	Beispiel
4. Legen Sie objektive Kriterien fest	Es ist sinnvoll, gemeinsam mit den Träger oder Sponsoren faire Bewertungskriterien zu entwickeln, anhand derer die vorgeschlagenen Lösungen angemessen bewertet werden. Durch die Verwendung solcher Kriterien gewährleisten Sie, dass eine geeignete Entscheidung getroffen wird.	Sie möchten für Ihre Kita ein Tablet anschaffen. Gemeinsam mit dem Träger entwickeln Sie faire Kriterien, anhand derer Sie die verschiedenen Angebote und Modelle bewerten: • Pädagogischer Mehrwert: Wie unterstützt das Tablet die pädagogische Arbeit in der Kita? Kann es genutzt werden, um das Lernen und die Kreativität der Kinder zu fördern? • Sicherheit und Datenschutz: Werden persönliche Daten der Kinder oder der Mitarbeitenden gespeichert und wie werden diese Daten geschützt? • Kosten: Wie hoch sind die Anschaffungskosten? Was sind die laufenden Kosten für Wartung und Aktualisierungen? • Technische Merkmale: Ist es robust genug für den täglichen Gebrauch und bietet es ausreichend Speicherplatz und Akkulaufzeit?

Diese Methode können Sie auch einsetzen, wenn Sie versuchen, Sponsoren für Ihre Neuanschaffungen zu akquirieren. Besuchen Sie hierzu Firmen im Umfeld und bereiten Sie mithilfe der nachstehenden Arbeitshilfe gut vor, wofür Sie denn z. B. das gewünschte Tablet in der Kita benötigen. Involvieren Sie hierzu auch die Kinder, und gestalten Sie gemeinsam mit ihnen ein Plakat, auf dem die Kinder zeigen, welche Ideen sie haben und wie sie diese umsetzen möchten.

Die folgende Arbeitshilfe können Sie zur Vorbereitung auf das Gespräch mit Ihrem Träger bzw. mit den Sponsoren nutzen. So können Sie im Vorfeld für das Gespräch Sicherheit erlangen, Ihre Ideen nochmals konkretisieren und Ihre Argumente erarbeiten und gut durchdenken.

Arbeitshilfe: Gesprächsvorbereitung für den Termin mit dem Träger/dem Sponsor

1. Was ist mein Ziel für das Gespräch und was ist mein Anliegen an den Gesprächspartner?

Beispiel: *Was möchte ich verändern? Was brauche ich dafür?*

2. Welche Themen sind für den Träger oder Sponsor nicht relevant?

Beispiel: *Ich muss dem Träger keinen Plan aufzeigen, wie ich das im Alltag umsetze oder welche Kinder es dringend nötig haben, dass wir das Thema in der Kita mehr vertiefen. Ich will den Träger ja nicht langweilen und seine Zeit überstrapazieren.*

3. Wie präsentiere ich mein Anliegen? Habe ich alle wichtigen Informationen recherchiert?

- *Vorstellung des aktuellen Standes und der Zukunftsvision*
- *Gründe dafür, warum diese Zukunftsvision pädagogisch wertvoll und wichtig für die Kita ist, beispielsweise Medienerziehung ist in der Kita-Konzeption enthalten.*
- *Beispiele oder Vorbilder aus anderen Kitas bereithalten*
- *Recherche der notwendigen Kosten, Zeitaufwand, Personalstunden*

4. Mit wem werde ich das Gespräch führen? Kenne ich die Argumente, den Wissensstand und die Haltung meines Gesprächspartners zu dem Thema „Medien in der Kita"?

Beispiel: *Ansprechpartnerin aus dem Einkauf des Trägers Stadt Köln, wenig detaillierte Kenntnis über die pädagogische Arbeit, hier brauche ich entsprechende Kurz-Erklärungen über die Wichtigkeit des Themas*

5. Welche Fragen/Punkte könnten von meinem Gesprächspartner kommen?

Beispiel: *Warum ist die bisherige Ausstattund nicht ausreichend? Reicht es nicht, wenn die Kinder in der Schule mit Medien in Berührung kommen?*

Arbeitshilfe: Gesprächsvorbereitung für den Termin mit dem Träger/dem Sponsor

6. Meine Interessen (Wünsche, Bedürfnisse, Sorgen, Hoffnungen)

Beispiel: *Ich möchte für meine Kita einen Medienraum gestalten. Hierzu möchte ich gern 3 Tablets für die Kinder zur Verfügung stellen können. Außerdem soll hier eine Fotoecke entstehen mit einer Digitalkamera sowie einem Laptop und einem Drucker, damit die Kinder die Fotos auch ausdrucken können. Es wäre schön, wenn ich für den Anfang 1 Tablet, 1 Laptop und 1 Digitalkamera vereinbaren könnte, um das Projekt „Medienraum" zu starten.*

7. Interessen des Trägers/des Sponsors

Beispiel: *Den Sponsor werden wir namentlich auf unserer Homepage erwähnen. Zusätzlich werden wir Werbeflyer des Sponsors bei uns im Eingang platzieren, sodass die Eltern darauf zugreifen können. Zusätzlich biete ich ihm an, eine Danksagung in der lokalen Zeitung zu schalten.*

8. Argumente, die die Vorteile für beide Seiten aufzeigen oder einen gemeinsamen Kompromiss darstellen

Beispiel: *Da der Medienraum ein großes und kostspieliges Projekt ist, wäre es fair, die Kosten 50:50 zu teilen. Dafür wird unsere Kita ein kleines Sponsorenfest veranstalten und somit die 50 % der Kosten durch die Einnahmen vom Sponsorenfest selbst aufbringen. Hierzu bitten wir die Eltern, Kuchen und andere Leckereien mitzubringen, die wir auf dem Fest verkaufen.*

9. Meine Möglichkeiten, zu dem Ziel beizutragen (Kann die Elternschaft mithelfen? Habe ich einen Förderverein, der Gelder bereitstellt? Habe ich KollegInnen, die vielleicht etwas spenden möchten? Welche Anstrengungen kann ich sonst noch übernehmen?)

Beispiel: *Ich erstelle einen Flyer mit den Vorteilen unserer Kita-Pläne zum Medienraum und den Kosten mit der Bitte zu spenden, wenn finanzielle Möglichkeiten vorliegen. Diesen verteile ich an die Eltern, Fördervereine und alle KollegInnen.*

Beispiel: *Ich biete dem Träger an, vorab alle Firmen im Umkreis anzuschreiben und nach Sponsoren zu suchen und um Spenden zu bitten. Erst wenn das erfolglos sein sollte, komme ich nochmals auf ihn zu.*

10. Mein Minimalziel (Das möchte ich mindestens erreichen, wenn eine vollständige Zusage im Gespräch nicht erreicht werden kann.)

Beispiel: *Für den Medienraum in meiner Kita benötige ich 3 Tablets und zahlreiche andere Geräte, um die Kinder bestmöglich zu fördern. Vorerst würde ein Tablet reichen ohne speziellen Raum. Hierzu können wir die Nutzung des Tablets pro Gruppe auf einen bestimmten Tag legen.*

1.4 Empfehlung zur Mediennutzung nach Alter

Medien spielen eine große Rolle im Alltag der Kinder, weshalb der Blick in diesem Kapitel auf das entsprechende Alter der Kinder gerichtet wird. Ihre Kita kann zur Medienkompetenz der Kinder vieles beitragen, indem sie einerseits den Kindern ein Entwicklungsumfeld für ein Lernen mit allen Sinnen schafft, und andererseits, indem sie eine fundierte Elternberatung zur Medienkompetenz anbietet.

Um die Lebenswelten zu erfassen, in denen sich Ihre Kita-Kinder befinden, müssen Sie verstehen, in welcher Lebenswelt die Eltern der Kinder zu Hause sind, da Kinder in diesem Alter noch wesentlich vor dem Hintergrund des sozialen und digitalen Milieus ihrer Eltern agieren. Die Erfahrungen der Kinder hängen vom Digitalisierungsgrad ab – sowohl im privaten als auch im beruflichen Kontext der Eltern. Durch einen Elternfragebogen können Sie sich einen **Überblick** verschaffen, um daraufhin Ihre Arbeit mit den Medien anzugehen. Ein Beispiel dafür finden Sie auf Seite 112.

Die Medienentwicklung bringt für Kinder wie auch für Erwachsene Chancen und Risiken mit sich. Meist ist nicht die Technologie selbst, sondern die Art und Weise, wie sie eingesetzt wird, ausschlaggebend.

Die folgende Tabelle dient als Orientierung und bietet keine genauen Altersangaben, wie lange Kinder in einem bestimmten Alter am besten mit Medien umgehen. Die individuelle Entwicklung jedes Kindes spielt hierbei eine wichtige Rolle. Beobachtungen von Ihnen und Ihrem Team sind daher die Grundlage für die Medienbildung in Ihrer Kita. Ich empfehle Ihnen, die Kinder genau zu beobachten, wie sie sich mit Medien auseinandersetzen und damit umgehen. Die folgende Tabelle gibt Ihnen dennoch einen wichtigen **Überblick über** Empfehlungen zur Nutzung.

Übersicht: Empfehlungen für die Mediennutzung in der Kita

Faktor	Alter & Medium	Umsetzung im Kita-Alltag
Alter des Nutzenden: Je jünger die Kinder sind, umso weniger sinnvoll ist der Einsatz von Medien.	Digitale Medien wie Laptop/Tablet/Digitalkamera sollten erst ab 3 Jahren in der Kita angeboten werden.	Bieten Sie in der Kita digitale Medien an, so beginnen Sie mit 5 Minuten, und beobachten Sie Ihre Kinder danach, wie diese die Inhalte verarbeiten.
Dauer der Nutzung: Limitieren Sie diese angepasst auf den Entwicklungsstand und das Medium.	Fangen Sie im Kita-Alter an, also frühestens mit 3 Jahren. In der Krippe empfehlen wir höchstens eine Toniebox, die die Kinder auch schon selbstständig betätigen können.	Beginnen Sie mit 5 Minuten und steigern Sie diese Zeit nur, wenn die Kinder erfahren sind und Sie beobachten, dass ein Ausgleich stattfindet. Nutzen Sie hierzu eine Sanduhr, dann kann das Kind die Zeit selbstständig messen.
Zeitraum der Erfassung von Folgen: Diese sollten kurzfristig erkannt werden.	Folgen können in jedem Alter entstehen. Diese können wie folgt aussehen: • Kind ist auf einmal sehr **ängstlich** • Kind erzählt Geschichten, die nicht zusammenpassen • Kind zieht sich zurück • Kind stellt Fragen, die für Sie widersprüchlich sind	Ein gut eingerichteter Rollenspielbereich und der enge Kontakt der Fachkraft zu den Kindern bilden hier die Grundlage. Miteinander sprechen ist das, was die Kinder brauchen.
Verarbeitungshilfen, die ein Kind zur Verfügung gestellt bekommt	Ab dem Eintritt in die Kita	Beobachten Sie Ihre Kinder und sprechen Sie mit ihnen. Nutzen Sie hierzu den Fragebogen auf Seite 31. Achten Sie auf ausreichende Bewegung sowie einen gut ausgebauten – anhand der Erwachsenenwelt orientierten – Rollenspielbereich.

1.5 Leitlinie zum Umgang der Kinder mit Medien

Durch einheitliche Leitlinien im Umgang mit Medien können alle Beteiligten ihr Handeln und ihr Verhalten dementsprechend ausrichten. Gerade für das Thema „Medien" sind Leitlinien unabdingbar. Sie bieten damit dem Kita-Team, den Eltern und den Kindern eine Orientierung, die vor allem den unerfahrenen Mitarbeitenden Sicherheit gibt. Bei der Festlegung der Leitlinien ist zu beachten, dass nicht jede Kita die gleichen Regeln aufstellen kann. Legen Sie für Ihre Einrichtung passende und individuelle Leitlinien fest, und passen Sie diese regelmäßig an die Gegebenheiten Ihrer Kita an. Während der gemeinsamen Erarbeitung der Leitlinien geschieht im Team schon einiges, da jedes Teammitglied eine Sensibilität für bestimmte Themenbereiche entwickelt. Gemeinsam sollten Sie sich auf den Weg machen und Ihre pädagogische Haltung hinterfragen sowie sich mit den folgenden Fragen auseinandersetzen.

1. „Wie stellen wir uns den Umgang der Kinder mit digitalen Medien in der Kita vor?"

Hier können Sie gemeinsam im Team **überlegen,** wie oft Sie beispielsweise den Kindern ein Tablet zur Verfügung stellen wollen. **Müssen** die Kinder im Vorfeld einen Führerschein mit Ihnen erarbeiten, um die Kompetenz zu erhalten, damit arbeiten zu können? Einen Vorschlag zum Projekt „Medienführerschein" finden Sie auf der Seite 105.

2. „Welche Medien dürfen Kinder selbstständig nutzen und unter welchen Umständen?"

Hier ist es sinnvoll, im Team gemeinsam Regeln zu erarbeiten, die alle mittragen. Dürfen Kinder allein mit dem Tablet arbeiten, oder muss immer eine pädagogische Fachkraft dabei sein? Können Kinder auch schon allein mit den Tiptoi-Stiften die Bücher verwenden ohne die Hilfe eines Erwachsenen?

3. „Brauchen wir eine Beobachtung und Dokumentation über den Medienumgang?"

Hier können Sie im Team darüber abstimmen, ob Sie Listen führen, wie oft Kinder mit den Medien Zeit verbringen. Gerade in großen Einrichtungen kann der **Überblick** schnell verloren gehen, und Sie wissen ja, wie schnell Kinder Schlupflöcher identifizieren und diese zu ihrem Vorteil nutzen. Klare Regeln und Vorgehensweisen im Vorfeld erleichtern Ihnen die Arbeit und Reflexion des Alltags und geben den Mitarbeitenden Sicherheit.

Eine bewährte Methode, die ich Ihnen gern an die Hand gebe, ist die sogenannte SMART-Methode. Wie Sie diese im Alltag nutzen können und was hinter der Bezeichnung steckt, sehen Sie in der folgenden Tabelle.

Übersicht: So setzen Sie die SMART-Methode für eine richtige Mediennutzung ein

Bedeutung	Beispiel
Spezifisch bezieht sich auf die klare und eindeutige Formulierung eines Ziels, ohne vage Wünsche oder unklare Absichten. Es ist wichtig, dass das Ziel deutlich und präzise benannt wird, um zu verdeutlichen, worauf genau man hinarbeitet.	*„Wir möchten in der Kita eine Digitalkamera einführen, die die Kinder täglich benutzen."*
Messbar Messbarkeit bedeutet, dass es möglich ist, das Erreichen oder Nichterreichen eines Ziels objektiv zu beurteilen: Woran erkenne ich, ob ich das Ziel erreicht habe?	*„Das Ziel habe ich erreicht, wenn die Kinder die Digitalkamera im Alltag nutzen und damit gewissenhaft umgehen. Deswegen brauche ich eine Auflistung von Regeln."*
Attraktiv bedeutet in diesem Zusammenhang, ob Ihnen das gesetzte Ziel zusagt. Es ist wichtig, dass alle beteiligten Personen das Ziel akzeptieren und bereit sind, dieses zu unterstützen.	*„Haben die Kinder aktuell das Interesse an einer Digitalkamera und möchten sie selbst Fotos machen und nicht nur von Ihnen fotografiert werden?"*

Übersicht: So setzen Sie die SMART-Methode für eine richtige Mediennutzung ein	
Bedeutung	**Beispiel**
Realistisch heißt, dass Sie das Ziel auf eine erreichbare Ebene legen sollten. Zu hoch gesteckte Ziele können zu Frustration führen. Das Ziel sollte machbar sein, um Erfolgserlebnisse zu gewährleisten.	*„Ich kann nicht allen Kindern gleichzeitig beibringen, wie es funktioniert, eine Kamera zu benutzen. Daher sollte ich die Kamera erst einmal in einem Zimmer fest platzieren, in dem nur wenige Kinder sind, damit ich als Fachkraft die Chance habe, die Nutzung auch zu zeigen."*
Terminiert bedeutet, dass Sie einen spezifischen Zeitrahmen festlegen, innerhalb dessen das Ziel erreicht werden soll. Wenn Sie keinen Zeitrahmen festlegen, ist es sehr wahrscheinlich, dass das Ziel immer wieder verschoben wird und Sie es aus den Augen verlieren.	*„Legen Sie fest, ab wann die Kinder die Digitalkamera nutzen: Wer kümmert sich um das Aufladen und die Aufklärung für die Kinder? Wann wollen Sie beginnen? Am besten klären Sie die Kinder im Vorfeld schon im geschützten Rahmen des Morgenkreises darüber auf, was Sie Neues einführen möchten. Reflektieren Sie nach 4 Wochen, wie es ankommt. Legen Sie sich in dem Zimmer ein Heft bereit, in das Sie notieren, welche Kinder Interesse zeigen und an welchen Regeln noch gearbeitet werden sollte."*

Probieren Sie die Methode gern gemeinsam mit Ihrem Team aus, z. B. mit der Fragestellung, eine Digitalkamera bei den Kindern einzuführen. Sie lässt sich für jegliche Themen bearbeiten und hilft Ihnen, je öfter Sie diese verwenden, Ihre Ziele zu erreichen. Zu Beginn legen Sie sich gern die 5 Begriffe dazu, um sich daran zu orientieren, und versuchen, ein passendes Ziel zu formulieren. Am Ende setzen Sie sich mit dem Team zusammen und tauschen sich über Ihre Ergebnisse aus.

1.6 Kindgerechter Fragebogen zur Mediennutzung

Sicher stellen Sie sich als Fachkraft häufig die Frage, was die Kinder aktuell interessiert und bewegt. Dieser Fragebogen bietet Ihnen die Möglichkeit, mit einem Kind ins Gespräch zu kommen und mehr über seine Erfahrungen und Interessen in Bezug auf Medien zu erfahren. Anhand der Ergebnisse können die Angebote und pädagogischen Impulse im Alltag angepasst werden.

Durch diesen Dialog spürt das Kind, dass Sie als Fachkraft Interesse an seiner Welt haben und sich damit auseinandersetzen möchten. Des Weiteren stärkt es Ihre Beziehung zu dem Kind, da gerade im Alltag solche aufmerksamen Gesprächssituationen eher selten stattfinden und die Kinder meist von anderen Kindern abgelenkt werden. Daher nehmen Sie sich die Zeit, und ziehen Sie sich mit dem Kind – auch wenn es nur 5 Minuten sind – zurück. Gehen Sie gemeinsam mit dem Kind die Fragen durch.

Dieser Fragebogen dient dazu, dass Sie und Ihre Team mehr über die Interessen der Kinder erfahren. Dadurch können Sie gezielte Angebote und Projekte entwickeln. Dieser Fragebogen ist für Kinder ab 4 Jahren geeignet, da jüngere Kinder möglicherweise noch nicht in der Lage sind, diese Fragen zu beantworten.

Fragebogen: Mediennutzung der Kinder erfahren

Fragen	Antworten des Kindes
Was sind für dich Medien? Welche Medien kennst du?	
Was macht diese so interessant?	
Welche Figuren kennst du?	
Darfst du zu Hause fernsehen?	
Was schaust du zu Hause an?	
Welche Inhalte sind für dich in der Serie … interessant?	
Welche Figuren findest du toll? Und warum?	
Wann darfst du Medien benutzen?	
Welche Medien habt ihr zu Hause?	
Darfst du mit Mama und Papa gemeinsam fernsehen?	
Was gefällt dir nicht?	
Welche Bücher hast du zu Hause?	
Lesen Mama und Papa dir manchmal etwas vor?	
Darfst du zu Hause CDs hören?	

1.7 Überfordernde Medienerlebnisse vermeiden

Eine Überforderung mit Medien kann nicht pauschal definiert werden. Hierfür sind der Blick auf die individuelle Entwicklung des Kindes und das Angebot an Medien zu betrachten. Es gibt Angebote, die für das eine Kind langweilig sind, für das andere Kind im selben Alter wiederum überfordernd oder beängstigend wirken. Nachfolgend finden Sie Hinweise und Informationen, welche konkreten Inhalte in Medien definitiv nichts in der Kita verloren haben.

1.7.1 Fiktive und reale Gewalt in Medien

Kinder benötigen Medienangebote, in denen sie Gefühle wiedererkennen und den Umgang mit ihnen lernen können. Dies bietet die Möglichkeit, die eigenen Gefühle zu überdenken und Verhaltensstrategien im Umgang damit zu erkennen. Deswegen sollten Sie in Ihrer Kita darauf achten, dass die Kinder:

- Keine Nachrichten für Erwachsene sehen
- Keine Erwachsenenfilme oder Comics sehen
- Keinen unbeaufsichtigten Zugang zu Internetseiten haben, da z. B. YouTube verstörende Videos zeigen kann
- einen eingerichteten Kinderbereich nutzen, den es bei den meisten Anbietern gibt.

Es kann durchaus vorkommen, dass Kinder in ihrer alltäglichen Nutzung von Medien mit gewaltenthaltenden Szenen konfrontiert werden. In Cartoon-Sendungen wird fiktive Gewalt häufig lustig und auch für jüngere Kinder erträglich dargestellt. Doch auch in Formaten für Erwachsene kommen animierte Figuren vor, sodass eine Unterscheidung für Kinder nicht möglich ist. Kinder versuchen, Figuren in ihre bekannte Medienwelt einzuordnen. Dabei können die dargestellte Brutalität, die rüde Wortwahl und auch sexualisierte Handlungen verunsichern, schockieren oder auch beängstigen.

Lässt man Kinder reale Menschen – wie in Krimis oder Actionfilmen – sehen, können sie diese Eindrücke nicht als fiktiv wahrnehmen. Dabei entsteht oft das Gefühl, dass sie selbst dabei sind, und infolgedessen können extrem verstörende Gefühle ausgelöst werden. Verstärkt werden diese Empfindungen möglicherweise durch dargestellte

Gewalt unter Kindern oder Gewalt gegen Tiere. Auch Nachrichtensendungen können für Kinder überfordernd sein, da meist schnell abfolgende Szenen gezeigt werden, die für Kinder in keinem verständlichen Zusammenhang stehen.

1.7.2 Spannung und Grusel

Spannende Abenteuergeschichten sind auch für jüngere Kinder schon ein großes Erlebnis. Sie folgen gebannt dem Verlauf der Geschichte. Jedoch können Kinder sich je nach ihrem Entwicklungsstand nicht immer vom Gesehenen abgrenzen. Deswegen kann die Grenze für das Erträgliche leicht überschritten werden. Wenn in Szenen eigene Verlust- und Trennungsängste berührt werden, reagieren Kinder sensibel. Ein gutes Beispiel ist hier, dass bei dem Film *Bambi* ein Elternteil stirbt und dies für Kinder schnell beängstigend und überfordernd sein kann.

Beachten Sie, dass es keine klassische Vorgaben gibt, in welchem Alter das Kind etwas anschauen kann oder auch nicht. Sie wissen selbst: Jeder Mensch ist anders und geht mit Situationen unterschiedlich um. Daher bitte ich Sie darum, wirklich das einzelne Kind zu betrachten und die Reaktionen gut zu reflektieren, um dem Kind nur geeignete Inhalte zu zeigen.

Lange Spannungsbögen, düstere Bilder sowie laute und plötzliche Geräusche sind für Kinder von 3 bis 6 Jahren überfordernd. Unheimliche Atmosphären durch Musik und Geräusche oder Gespenster, Vampire, Hexen, Ungeheuer oder Außerirdische empfinden jüngere Kinder als beunruhigend und beängstigend. Trotzdem sind diese Wesen für Kinder faszinierend, da sie magische Fähigkeiten und eine gewisse Faszination mit sich bringen.

Ab einem Alter von ca. 4 Jahren können Sie derlei Gestalten in Form von Märchen/ Fabelwesen einsetzen und mit den Kindern in einen Dialog darüber treten, sodass sie lernen, die Inhalte einzuordnen und zu verstehen.

1.7.3 Die Bedeutung des Happy Ends

Eine große Bedeutung hat das Happy End nach den spannenden, traurigen oder gewaltenthaltenden Medieninhalten. Siegt das Gute über das Böse, gehen die Schwachen als Helden hervor oder löst sich der Spuk auf, ist das ein positiver Ausgang, der für kleine Kinder sehr wichtig ist.

Kinder können lernen, dass auch dramatische, spannende oder schaurige Geschichten positiv enden und niemand ernsthaften Schaden erleidet. Durch die Zunahme von medialen Erfahrungen können Kinder ihr Wissen aufbauen und damit auch emotional aufwühlende Medieninhalte gut verarbeiten. (Vgl. Stiftung Medienpädagogik, Was läuft denn da?, S. 12–14)

Teil 2: Das medienkompetente Team

In den meisten Bundesländern ist die Medienbildung als eigenständiger Bildungsbereich und damit fester Bestandteil der Bildungsgrundsätze bereits festgeschrieben. Dennoch haben sich noch längst nicht alle Kitas auf den Weg gemacht, digitale Medienbildung in das pädagogische Portfolio aufzunehmen. Die Gründe für die Zurückhaltung sind vielseitig. Erfahrungsgemäß zählen „Medienbildung" und „Medienerziehung" bei vielen pädagogischen Fachkräften in Kitas nicht zu den beliebtesten Themen. Ganz im Gegenteil: Skepsis und Ablehnung sind typische Reaktionen auf den Wunsch, Medienbildung in der Kita auf die Tagesordnung zu setzen.

Deshalb ist es sehr wahrscheinlich, dass es auch in Ihrem Team Mitarbeitende gibt, die sich mit digitalen Medien kaum auskennen oder diese sogar ablehnen. Und sicher fallen Ihnen sofort die KollegInnen ein, die begeisterte Medien-NutzerInnen sind, bzw. diejenigen, die sich noch nicht so recht trauen und die wir als die Neugierig-Ängstlichen bezeichnen. Dieses Spiegelbild der unterschiedlichen Haltungen und Einstellungen von pädagogischen Fachkräften zur Medienbildung konnte tatsächlich in verschiedenen Studien auch nachgewiesen werden: Hinsichtlich der Positionierung und Gestaltung der medienpädagogischen Arbeit kristallisierten sich dabei 3 Kategorien von Kita-Teams heraus:

1. Kitas, in denen pädagogische Fachkräfte medienpädagogisches Arbeiten ablehnen oder kaum umsetzen mit der Begründung, dass die Kinder bereits privat genügend Berührungspunkte mit digitalen Medien hätten. Sie sehen die Kita als letzte Bastion zum Schutze der Kinder vor der digitalen Übermacht an.

2. Kitas, in denen alle pädagogischen Fachkräfte offen sind für den Einsatz digitaler Medien und diese auch im Kita-Alltag entsprechend pädagogisch sinnvoll nutzen. Hier geht es den Erwachsenen um einen angemessenen und reflexiven Umgang mit digitalen Medien.

3. Kitas, in deren Teams die verschiedensten Haltungen zur digitalen Mediennutzung vorherrschen und kein einheitliches medienpädagogisches Handlungskonzept vorliegt.

Diese Studienergebnisse zeigen: Digitale Medienbildung ist für viele pädagogische Fachkräfte das zentrale fachliche Lern- und Entwicklungsfeld.

Um auch in Ihrer Kita die Medienbildung – insbesondere mit digitalen Medien – als Bildungsziel weiterentwickeln zu können, benötigen Sie also die Unterstützung der pädagogischen Fachkräfte Ihres Teams und Ihres Trägers. Nur dann ist gewährleistet, dass die damit verbundenen Herausforderungen auch von allen mitgetragen werden.

Im Schaubild sind die pädagogisch wirkenden Erwachsenen als wichtigste Akteure der Medienbildung in der Kita dargestellt. Im Dreieck der Medienbildung stehen zunächst Sie als Leitung in herausragender Position an der Spitze. Ihr pädagogisches Team als Ganzes und jede einzelne Fachkraft sind die weiteren 2 relevanten Player in diesem Dreieck.

Schaubild: Wichtige Akteure, um digitale Medienbildung als Bildungsziel in der Kita zu etablieren

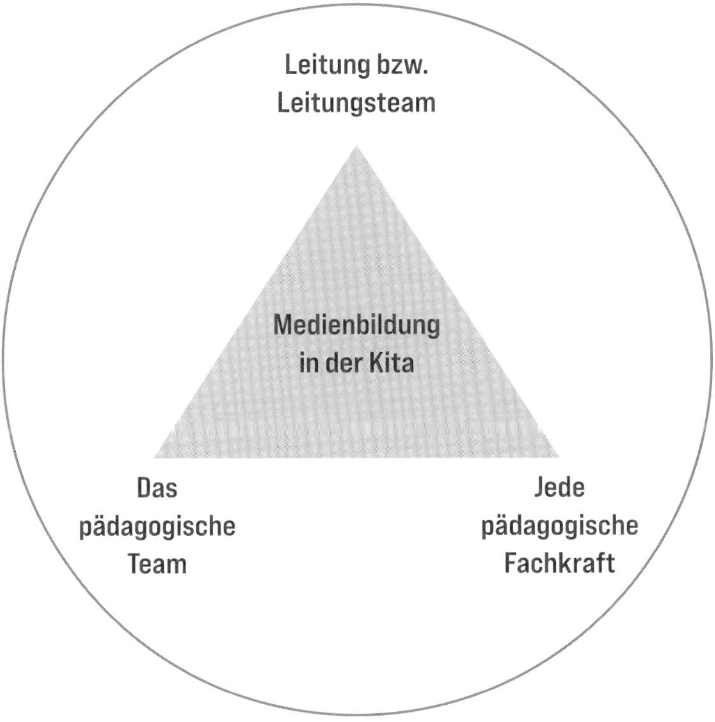

Mit Ihrer Führungsverantwortung als Leitung stehen Sie an der Spitze, um in Ihrem Team die Weichen für die digitale Medienbildung zu stellen. Gerade dann, wenn es um Veränderungen in der Einrichtung geht, spielen Sie als Kita-Leitung die entscheidende Rolle, so auch bei der Einführung der digitalen Medienbildung in Ihrer Kita.

2.1 Ihre herausragende Rolle als Kita-Leitung in der digitalen Medienbildung

Sie sind die wichtigste Person, die sich mit den Widerständen, Zweifeln und den SkeptikerInnen im Team konstruktiv auseinanderzusetzen hat. Ganz besonders sind Sie in Ihrer Vorbildfunktion gefragt, denn ohne Ihre eindeutig zustimmende Positionierung ist der Misserfolg vorprogrammiert. Gehen Sie also mit „leuchtendem Beispiel voran", indem Sie sich selbst führen und das Bildungsziel der digitalen Medienbildung besonders aufmerksam und positiv in Haltung und Sprache kommunizieren.

Von den individuellen Einstellungen, Haltungen und Erfahrungen bis hin zur Klärung der Weiterbildungsbedarfe zur Medienkompetenz Ihrer MitarbeiterInnen ist es Ihre Aufgabe, sich selbst und alle Fachkräfte in Ihrer Einrichtung für das Thema „Medienbildung" zu sensibilisieren. Nur dann erreichen Sie das Ziel, die Akzeptanz möglichst aller Teammitglieder zu erreichen.

Auf diese 3 zentralen Bereiche müssen Sie als Leitung achten, damit auch in Ihrer Kita der Einstieg in die digitale Medienbildung gelingt.

Wenn es um Veränderungs- oder Neuerungsprozesse geht, sind es diese 3 wesentlichen Felder, die Sie maßgeblich im Blick haben müssen, um den Prozess voranzutreiben: Selbstführung, Mitarbeiterführung und Teamführung. Das gilt besonders für die Medienbildung, weil deren Einführung erfahrungsgemäß vielfältige Vorbehalte und Widerstände erzeugt.

Das nachstehende Schaubild zeigt Ihnen die Bereiche „Selbstführung" und „Mitarbeiter- und Teamführung" als ineinandergreifende Felder auf, die Sie in den Fokus nehmen müssen. Im Zentrum des Schaubildes befinden Sie sich mit Ihrer Führungspersönlichkeit, denn jede Mitarbeiter- bzw. Teamführung beginnt immer zuerst mit einem selbst. Sie müssen sich unbedingt darüber bewusst sein, dass Sie mit Ihrer Persönlichkeit konkreten Einfluss auf die Leistungsfähigkeit, Arbeitszufriedenheit und Entwicklungsbereitschaft Ihrer Mitarbeitenden im Team haben. Gerade im pädagogischen Arbeitskontext und der Entwicklungs- und Bildungsbegleitung der Ihnen anvertrauten Kinder tragen Sie die Hauptverantwortung für den Erfolg aller Aktivitäten, die von Ihren Mitarbeitenden ausgehen. Umso notwendiger und wichtiger ist es, dass Sie sich bei der Implementierung des Bildungsbereichs „Digitale Medienbildung" professionell zeigen und mit positiv-glaubwürdiger Einstellung auf dem Weg der Neuerungen voranschreiten. Wenn Sie sich hier beherzt vor die Mitarbeitenden Ihres Teams stellen, wirken Sie überzeugend und mutig.

Wie Ihnen die Selbstführung im Fall der digitalen Medienbildung gelingt, dazu liefert Ihnen das nachfolgende Kapitel viele konkrete Übungen und Arbeitshilfen.

Schaubild: 3 Bereiche der Fokussierung, um als Leitung die Medienbildung in der Kita einzuführen

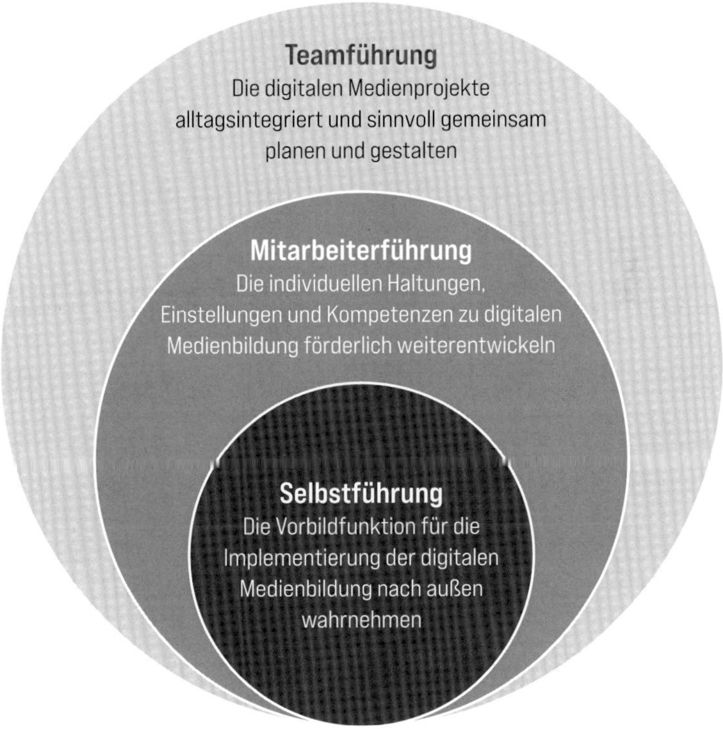
Teamführung
Die digitalen Medienprojekte alltagsintegriert und sinnvoll gemeinsam planen und gestalten
Mitarbeiterführung
Die individuellen Haltungen, Einstellungen und Kompetenzen zu digitalen Medienbildung förderlich weiterentwickeln
Selbstführung
Die Vorbildfunktion für die Implementierung der digitalen Medienbildung nach außen wahrnehmen

Beim Feld der Mitarbeiterführung geht es zum Thema „Medienbildung“ konkret darum, dass Sie bestmöglich einschätzen können, welche Kompetenzen Ihre Mitarbeitenden diesbezüglich bereits mitbringen. Mithilfe einer Bestandsaufnahme können Sie dann konkrete Maßnahmen zum Fördern und Fordern Einzelner festlegen, etwa in Bezug auf die notwendigen Informationsprozesse und Weiterbildungsmaßnahmen rund um die digitale Medienbildung: Wie sind dazu die Wissensstände Ihre Mitarbeitenden? Welche speziellen Bedarfe zu Fortbildungen gibt es? Welche Haltungen und Vereinbarungen sind notwendig, um hier die individuelle Entwicklung zu unterstützen? Auch hierzu finden Sie im anschließenden Kapitel Methoden und Tipps für Ihre Führungspraxis.

Das 3. Aufgabenfeld für Sie als Leitung stellt die Teamführung dar. Hier nehmen Sie gezielt die Teamorientierung in den Blick. Schließlich sind es die beziehungsreichen Wechselwirkungen im Team, die häufig zu einem kollektiven Ablehnen bzw. Annehmen von relevanten Veränderungen in der Kita führen. Wie Sie einen Konzeptionstag umsetzen oder Ihr Team mittels kleiner Arbeitseinheiten in Teamsitzungen auf die Einführung der digitalen Medienbildung in Ihrer Kita vorbereiten, lesen Sie nun im Folgenden.

2.2 In 6 Schritten machen Sie sich und Ihr Team fit für den Weg zur digitalen Medienbildung

Damit Sie einerseits Ihre persönliche Selbstführung fördern und andererseits die Mitarbeitenden Ihres Teams für die digitale Medienbildung fit machen, finden Sie im Folgenden nun zahlreiche Methoden, Übungen, Arbeitshilfen, Tests und Checklisten.

Praxisbeispiel:

Ein großer kommunaler Kita-Träger hat sich auf den Weg gemacht, um digitale Medienbildung in seinen Einrichtungen zu etablieren. In der Jahresauftaktveranstaltung des Trägers werden alle Kita-Leitungen, auch Andrea Wander, die ein Familienzentrum des Trägers leitet, über die diesbezüglichen Planungen informiert. Sie selbst steht digitalen Medien offen gegenüber, viele ihrer LeitungskollegInnen sind skeptisch bzw. lehnen digitale Medien strikt ab. In den Pausengesprächen schwankt die Stimmung zwischen Gelassenheit und Verzweiflung: *„Nun auch noch das“*, trägt eine Kollegin ihren Unmut vor. *„Wie soll ich das denn meinem Team* *verkaufen? Die meisten wehren doch schon ab, wenn es um die Teilnahme an Videositzungen geht. Und nun sollen sie die Medienbildung in meiner Kita voranbringen?"* Die Umstehenden stimmen ihr zu. *„In meinem Team gibt es einige junge Fachkräfte, die mich schon mehrfach angesprochen haben, dass sie mit den Kindern in die Medienbildung einsteigen wollen. Ich lasse mich gern von deren positiver Einstellung motivieren. Ich finde es klasse, dass unser Träger diesen wichtigen Schritt mit uns geht"*, meint daraufhin Andrea. *„Und ich habe auch schon eine Idee, wie ich in meiner Kita mit meinem Team in die konkrete Vorbereitung einsteige."*

Auch dieses Praxisbeispiel verdeutlicht, dass der erste wichtige Schritt in die digitale Medienbildung über die Auseinandersetzung mit der Vielfalt der im Team vertretenen Haltungen geht.

Fangen Sie also bei sich selbst an. Überprüfen Sie in Ruhe Ihre eigene Perspektive auf das Thema und neutralisieren Sie Ihre persönliche Haltung. Vielleicht gelingt es Ihnen sogar, diese ins Positive zu verändern. Mit der folgenden Arbeitshilfe und Übung „Perspektivwechsel: 7 positive Blickwinkel auf digitale Medienbildung in der Kita" haben Sie genau dazu die Möglichkeit.

2.2.1 Vorbereitungsschritt 1: Bereiten Sie dem Thema „Digitale Medienbildung" einen fruchtbaren Boden

Sie sind bereits eine/ein BefürworterIn der digitalen Medienbildung?

Auch dann ist die erwähnte Arbeitshilfe spannend für Sie: Mit ihr gelingt Ihnen ein direkter Einstieg in die gedankliche Vorbereitungsphase. Fragen Sie sich in dem Fall bei allen 7 Punkten: Wo in Ihrer Kita finden Sie dazu welche konkreten Anknüpfungspunkte?

Tipp: Zeichnen Sie sich für jeden der 7 positiven Blickwinkel eine kleine Mindmap, ähnlich wie im nachfolgenden Kapitel 2.2.2 auf Seite 44 gezeigt. Der Vorteil? Sie strukturieren und visualisieren Ihre Ideen in einem Arbeitsgang. Außerdem entwickeln Sie auf diese Weise bereits Ihre Argumentationshilfe, sobald Sie das Thema „Digitale Medienbildung" in Ihr Team tragen.

Führen Sie die Übung „Perspektivwechsel“ wie folgt durch

Lesen Sie sich die einzelnen Aussagen durch und notieren Sie sich Ihre Gedanken, die Ihnen spontan dazu in den Sinn kommen. Ziel der Übung ist, dass Sie sich eine Zeit lang auf dieses eine Thema konzentrieren und auf diese Weise einen positiven Zugang dazu erhalten.

Arbeitshilfe: Übung „Perspektivwechsel: 7 positive Blickwinkel auf digitale Medienbildung in der Kita“
1. Digitale Medien entlasten uns in unseren Routinearbeiten. Meine Gedanken dazu:
2. Digitale Medien geben uns neue Möglichkeiten der Zusammenarbeit im Team, mit den Eltern bzw. unseren Kooperationspartnern. Meine Gedanken dazu:
3. Digitale Medien erleichtern uns die Recherche zu bestimmten fachlichen Themen. Meine Gedanken dazu:
4. Digitale Medien unterstützen uns im kollegialen Austausch. Meine Gedanken dazu:
5. Digitale Medien eröffnen den Kindern neue Lernwelten. Meine Gedanken dazu:
6. Die angemessene Nutzung digitaler Medien ist sowohl für uns als auch für die Kinder ein spannendes Lernfeld. Meine Gedanken dazu:
7. Digitale Medien lassen sich im pädagogischen Alltag sinnvoll einsetzen. Meine Gedanken dazu:

Merken Sie den Wow-Effekt? Mit dieser kleinen Einstiegsübung ist es Ihnen gelungen, sich gedanklich auf das Thema einzustimmen. Wie wäre es also, wenn auch Ihr Team davon profitieren würde?

So nutzen Sie den Wow-Effekt der Übung „Perspektivwechsel" auch für Ihr Team

Selbstverständlich können Sie die Übung auch ganz praktisch für Ihr Team nutzen, um die Ressourcenorientierung zu fokussieren und den positiven Nutzen digitaler Medien erlebbar zu machen.

Kündigen Sie dazu an, dass Sie in der nächsten Teamsitzung mit allen in den Austausch darüber gehen wollen, welche unterschiedlichen Haltungen und Einstellungen es zum Thema „Digitale Medienbildung" im Team gibt.

Teilen Sie dann die Vorlage „Übung Perspektivwechsel" aus und geben Sie Ihren Mitarbeitenden für die Bearbeitung in Einzelarbeit 20 Minuten Zeit. Anschließend tauschen sich die Mitarbeitenden in Murmelgruppen zu zweit mit dem jeweiligen Nachbarn zur Rechten für 10 Minuten aus.

Mit den nachstehenden Reflexionsfragen steigen Sie dann im Plenum und im nächsten Schritt tiefer in das Thema ein:

- „Was ist dein persönliches Highlight aus der Übung?"
- „Wie hat sich deine persönliche Einstellung zum Thema ‚Digitale Medien' mithilfe der Übung verändert?"
- „Worüber lohnt es sich aus deiner Sicht, weiter nachzudenken?"
- „Wo willst du lernen?"

Sammeln Sie die Antworten auf die beiden letzten Fragen Ihrer Mitarbeitenden auf einem Flipchart.

Sie bilden die Basis für das Formulieren konkreter Arbeitsaufträge, um die Medienbildung und Mediennutzung in Ihrer Kita weiterzuentwickeln. Wollen Sie wissen, wie es an der Stelle weitergehen könnte? Dann blättern Sie auf die Seite 53. Hier erfahren

Sie, welche Chancen ein Qualitätszirkel „Digitale Medienbildung“ bietet, um die Entwicklung voranzutreiben.

2.2.2 Vorbereitungsschritt 2: Erfahren Sie mehr über die persönlichen Einstellungen der Mitarbeitenden zur digitalen Medienbildung

Steigen Sie jetzt tiefer ein. Setzen Sie sich erneut mit Ihrer eigenen Haltung und Einstellung zum Thema „Digitale Mediennutzung“ auseinander. Mithilfe dieser Biografiearbeit entwickeln zunächst Sie und im nächsten Schritt auch Ihr Team eine gemeinsame Vorstellung davon, was Medienbildung in Ihrer Kita für Sie alle bedeutet.

Biografiearbeit: In 2 Schritten sensibilisieren Sie sich als pädagogische Fachkraft selbst

Schritt 1: Überprüfen Sie Ihre eigene digitale Mediennutzung

Füllen Sie dazu die nachstehende Mindmap aus, indem Sie Ihre Antworten einfach an die 4 Fragekreise ergänzen:

Mindmap: „So nutze ich persönlich digitale Medien“

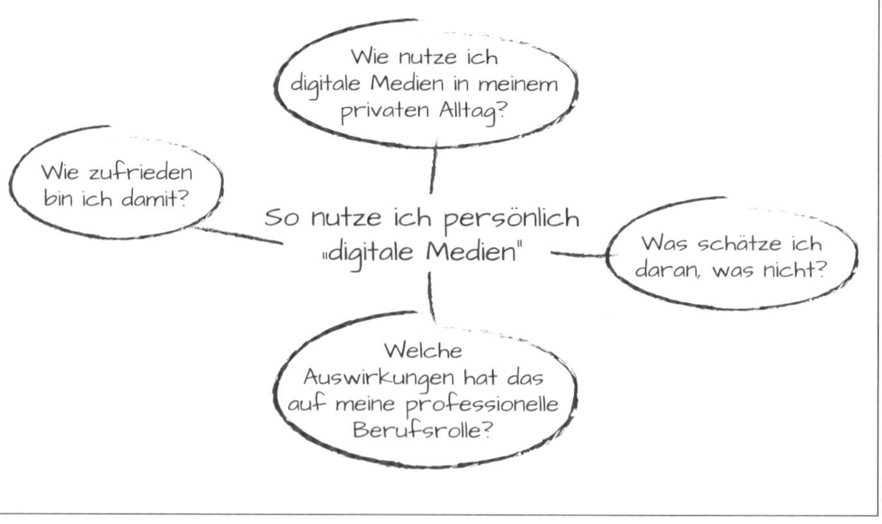

Schritt 2. Testen Sie Ihre Haltung zur Mediennutzung in der Kita

Überprüfen Sie jetzt im weiteren Schritt mithilfe des nachstehenden Selbsttests Ihre persönlichen Haltungen und Einstellungen zur Medienbildung in der Kita. Überdenken Sie zunächst wieder Ihre eigenen Positionierungen, bevor Sie diesen Test auch für Ihr Team übernehmen. Weisen Sie Ihre Mitarbeitenden darauf hin, dass eine ehrliche Beantwortung sehr wichtig ist, damit Sie daraus anschließend auch den Bedarf für eventuelle Fortbildungsaktivitäten ableiten können.

Selbsttest: Die persönliche Haltung zur Medienbildung in der Kita

Aussage	Ich stimme zu	Ich stimme teilweise zu	Ich stimme nicht zu
Ich fühle mich sicher im Umgang mit digitalen Medien in der Kita.			
Ich halte es grundsätzlich für pädagogisch sinnvoll, digitale Medien im Kita-Alltag einzusetzen.			
Ich weiß genau, wie ich digitale Medien im Kita-Alltag sinnvoll einsetze.			
Ich weiß über den Medienkonsum der Kinder in meiner Kita Bescheid.			
Ich weiß, welche Erfahrungen die Kinder in meiner Kita mit digitalen Medien haben.			
Ich kenne die MedienheldInnen der Kinder meiner Kita.			

Zur Testauswertung:

1. Bei den Aussagen, denen Sie zustimmen konnten, dürfen Sie sich selbst gratulieren, denn beim Thema „Medienbildung in der Kita" macht Ihnen so schnell keiner was vor.

2. Dort, wo Sie teilweise zustimmen, hinterfragen Sie sich bitte weiter: Welche Informationen benötigen Sie noch, damit Sie zustimmen können? Wo können Sie noch zusätzliche Unterstützung gebrauchen?

3. Alle Aussagen, die Sie mit einem NEIN versehen haben, zeigen Ihnen Ihre persönlichen Lernfelder auf. Beantworten Sie die weiterführenden Fragen dazu, damit Sie bald auch hier über neue Erkenntnisse verfügen:

   - Was brauchen Sie, um sich ein Stück sicherer im Umgang mit digitalen Medien in der Kita zu fühlen?
   - Wie können Sie diese Sicherheit trainieren bzw. üben?
   - Welche fachlichen Informationen benötigen Sie, um den pädagogisch sinnvollen Einsatz digitaler Medien nachvollziehen zu können?
   - Welche Fortbildungen wünschen Sie sich, damit Sie Ihr Wissen um den konkreten Einsatz digitaler Medien in der Kita erweitern können?
   - Wie kommen Sie an Informationen aus den Familien der Kinder bezüglich deren digitalen Medienkonsums und ihrer Medienerfahrungen?
   - Wie könnten Sie auf die Spur der Medienhelden und -heldinnen der Kinder kommen?
   - Was könnten Sie mit diesem Wissen Sinnvolles in Bezug auf die Bildungs- und Entwicklungsbegleitung der Kinder tun?
   - Wie könnten Sie dieses Wissen für die digitale Medienbildung in der Kita nutzen?
   - Wann sind günstige Momente im Tagesablauf, um das Thema „Digitale Medienbildung“ zu bearbeiten?

Je intensiver Sie sich mit diesen Aktivierungsfragen beschäftigen, umso klarer werden Sie für sich herausarbeiten, wo Sie Ihre Entwicklungspotenziale sehen.

Mini-Teamworkshop: So sensibilisieren Sie auch Ihr Team mithilfe der 2-Schritte-Biografiearbeit

Planen Sie für diesen Teamworkshop der kleinen Art ca. 2 Stunden Zeit ein. Kopieren Sie zunächst beide Vorlagen, die Mindmap (S. 44) und den Selbsttest „Die persönliche Haltung zur Medienbildung in der Kita“ (S. 45), die Sie selbst gerade kennengelernt haben. Geben Sie beides ca. 1 Woche vor der nächsten Teamsitzung an Ihre Mitarbeitenden aus. Bitten Sie Ihr Team, beide Vorlagen in der Zwischenzeit zu bearbeiten und ausgefüllt zur nächsten Teamsitzung mitzubringen.

Eröffnen Sie die Teamübung mit einer eigenen Ausstellung

In dieser Teamsitzung bitten Sie zunächst alle, ihre Mindmaps aufzuhängen und so im KollegInnenkreis zu veröffentlichen. Ähnlich einer Kunstausstellung haben dann Ihre Teammitglieder Zeit, sich die einzelnen Mindmaps genauer anzusehen und eigenständig durchzulesen. Legen Sie Post-its aus, sodass sich alle Notizen und Fragen zu den einzelnen Aspekten der Mindmaps machen können. Fordern Sie Ihr Team auf, die Post-its an die entsprechenden Mindmaps der KollegInnen zu heften. Im nächsten Schritt findet der Austausch statt: Die Fragen und Impulse auf den Haftnotizen werden mithilfe Ihrer Moderation untereinander besprochen bzw. beantwortet und auf diese Weise die Diskussion gefördert.

Visualisieren Sie auch die Einzelaussagen des Selbsttests als Gesamtergebnis

Den Selbsttest in Tabellenform haben Sie im Vorfeld im Großformat auf einen Flipchart oder ein großes Plakat übertragen. Bitten Sie Ihre Mitarbeitenden, entweder mit Klebepunkten oder mithilfe eines gemalten Punktes die eigene Antwort aus dem Selbsttest dort hinein zu übertragen. Auf diese Weise erhalten Sie schnell eine Gesamtschau der persönlichen Haltungen.

Wollen Sie das Gesamtergebnis noch eindrucksvoller für Ihr Team visualisieren? Dann übertragen Sie auch die unten stehende „Spinnennetz-Grafik“ auf einen eigenen Flipchart. Setzen Sie die Antwortpunkte aus der Tabelle auf die jeweilige Achse in der Grafik.

Schaubild: Unsere persönliche Haltung zur Medienbildung in der Kita

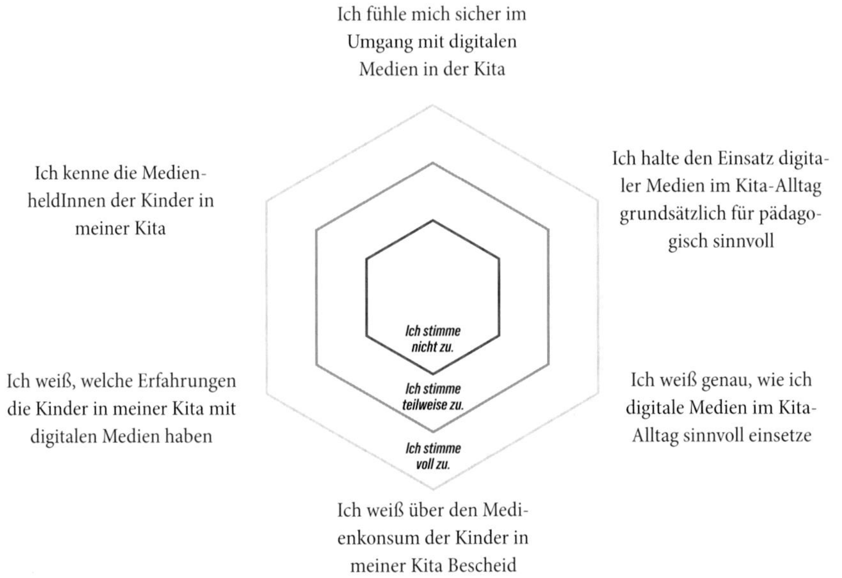

Mithilfe der Spinnennetz-Grafik wird für alle auf einen Blick deutlich, welche unterschiedlichen Haltungen es im Team zu den einzelnen Aussagen des Selbsttests gibt.

Reflektieren Sie gemeinsam die Ergebnisse

Jetzt schließt sich die eigentliche Reflexionsphase an. Gratulieren Sie zunächst Ihren Mitarbeitenden für die eindeutige Zustimmung an den einzelnen Achsen. Fragen Sie nach konkreten Beispielen und Erfahrungen, und bitten Sie darum, diese kurz vorzustellen, damit alle davon profitieren können. Sammeln Sie diese auf einem Ideen-Flipchart als „Best-Practice-Beispiele". Mit diesen können Sie eventuell später weiterarbeiten.

Für die „Teilweise"-Zustimmungen und die „Nein"-Antworten verwenden Sie die Fragen aus den Punkten 2 und 3 aus der Testauswertung des Selbsttests „Die persönliche Haltung zur Medienbildung in der Kita" (S. 45). Sammeln Sie die Antworten, Impulse und Ideen zu jeder Frage auf einem eigenen Flipchart. Sie bilden die Grundlage, um die Medienbildung in Ihrer Einrichtung konkret weiterzuentwickeln, z. B.

im Qualitätszirkel bzw. der Fachgruppe, die am Thema bleibt und hier Ergebnisse erarbeitet. (Lesen Sie hierzu weiter auf Seite 53).

2.2.3 Vorbereitungsschritt 3: Erkennen Sie auch die kollektiven Haltungen im Team zur digitalen Medienbildung

Dabei unterstützt Sie der nachfolgende Test. Mit den dortigen Aussagen überprüfen Sie Ihre Erfahrungen und Annahmen über die in Ihrem Team vertretenen Einstellungen und Haltungen und erhalten einen Eindruck über die aktuelle Team-Lage zum Thema „Digitale Medienbildung". Lesen Sie die einzelnen Aussagen im Team-Status-Test und kreuzen Sie den Zustimmungsgrad an, der Ihrer Meinung nach angemessen ist.

Arbeitshilfe: Der große Team-Status-Test zur digitalen Medienbildung in unserer Kita

Aussage In unserem Kita-Team ...	Zustimmungsgrad bitte ankreuzen		
	Eher ja	teilweise	eher nein
1. sind die Haltungen und Einstellungen zur digitalen Medienbildung neutral bis positiv.			
2. besprechen wir negative Haltungen und Einstellungen, Vorurteile und Desinteressen bzgl. digitaler Medienbildung.			
3. setzen wir uns aktiv, konstruktiv und kreativ mit digitalen Medien auseinander.			
4. bieten wir uns den Kindern in der Auseinandersetzung mit digitalen Medien als offene, interessierte und kompetente BegleiterInnen an.			
5. gehört digitale Medienbildung zu unserem pädagogischen Konzept.			
6. verstehen wir Medienbildung als alltagsintegrierte Aktivitäten, die wir altersangemessen gezielt planen und umsetzen.			

7. sehen wir es als unsere pädagogische Aufgabe an, die Kinder an einen kritischen und reflektierten Medienkonsum heranzuführen.			
8. gehört es zu unseren pädagogischen Zielen, den Kindern den kreativ-konstruktiven Umgang mit den digitalen Medien zu vermitteln.			
9. nutzen wir die vielfältigen Beratungsangebote zur Medienbildung.			
10. professionalisieren wir uns in unserer Berufsrolle, indem wir uns medienpädagogisch weiterbilden.			
11. gibt es einen Qualitätszirkel, dessen Auftrag die konkrete Planung, Umsetzung und Weiterentwicklung von Aktivitäten der digitalen Medienbildung ist.			
12. sind wir zum Thema „Digitale Medienbildung" mit dem Träger, der Fachberatung und den Eltern im konstruktiven Austausch.			

Testauswertung:

Fragen 1–4: Haltungen und Einstellungen im Team

4 Eher-Ja-Zustimmungen: Herzlichen Glückwunsch! Ihr Team steht der digitalen Medienbildung positiv und aufgeschlossen gegenüber. Das ist prima und wünschenswert. Falls es noch keinen Qualitätszirkel zur digitalen Medienbildung in Ihrer Kita gibt, ist diese Methode für die inhaltliche Weiterentwicklung ein guter Tipp (S. 53).

3–2 Eher-Ja-Zustimmungen: In Ihrem Team gibt es noch unsichere KollegInnen, die Orientierung brauchen. Überdenken Sie genau die Fragen, die Sie mit „eher nein" beantwortet haben: Welche Unterstützung könnte für die Mitarbeitenden hilfreich sein, um deren Bedenken, Vorurteile und Skepsis zu reflektieren?

1–0 Eher-Ja-Zustimmungen: Leider überwiegen die „Eher-Nein-Antworten". Damit wird deutlich, dass Ihr Team dem Thema „Digitale Medienbildung" weder aufgeschlossen noch konstruktiv gegenübersteht. Um hier entgegenwirken zu können, schauen Sie sich die einzelnen Aussagen noch einmal näher an und fragen Sie sich: Wo sehen Sie dringenden Handlungsbedarf? Wer oder was könnte helfen, um die Haltungen und Einstellungen im Team zu verbessern? Wie könnten die Fachberatung und der Träger hier unterstützend einwirken?

Fragen 5–8: Professionelle Rolle und Konzeption

3 Eher-Ja-Zustimmungen: Wunderbar! In Ihrem Team herrscht in Bezug auf die digitale Medienbildung Rollenklarheit. Auch konzeptuell ist die digitale Medienbildung verankert und nachvollziehbar transparent.

2-1 Eher-Ja-Zustimmungen: Hier sollten Sie ran: Welche Gründe gibt es für die „Eher-Nein-Antworten"? Wer im Team hat welche Anteile daran, dass sie nicht zustimmen konnten? Wo sehen Sie konkreten Gesprächs- und Handlungsbedarf und mit wem?

0 Eher-Ja-Zustimmungen: Hier liegt leider einiges im Argen. Dass Sie hier alle 3 Aussagen mit „eher nein" beantwortet haben, ist in dieser Fragekategorie ein klarer Hinweis auf die Vernachlässigung dieses wichtigen Bildungsziels. Wie wäre es, wenn Sie die Fachberatung und den Träger einladen, mit Ihnen gemeinsam dazu einen Qualitätszirkel „Digitale Medienbildung" zu gründen? Fragen Sie sich auch, wer aus dem Team hier ebenfalls eine positiv-konstruktive Rolle spielen könnte. Ein gemeinsamer Blick über den Tellerrand könnte hilfreich sein: In welcher anderen Einrichtung könnten Ihre Mitarbeitenden hospitieren, um ein positives Bild von digitaler Medienbildung zu entwickeln?

Fragen 9–11: Professionalisierung der Berufsrolle und Weiterbildung

3 Eher-Ja-Zustimmungen: Beeindruckend! Das professionelle medienpädagogische Handeln und die kontinuierliche Weiterbildung stehen in Ihrem Team im Vordergrund.

2–1 Eher-Ja-Zustimmungen: Sie können zufrieden sein, obwohl es sich lohnt, wenn Sie auf die Fragen blicken, die Sie nicht mit „eher ja" beantwortet haben: Was können Sie konkret verändern, um auch diese Aussagen gänzlich positiv zu beantworten? Wer oder was könnte Sie dabei unterstützen?

0 Eher-Ja-Zustimmungen: Das ist stark verbesserungsbedürftig! Handeln Sie zügig, indem Sie einen Qualitätszirkel „Digitale Medienbildung" ins Leben rufen. Informieren Sie Ihr Team darüber hinaus bezüglich der Weiterbildungsmöglichkeiten des Trägers, der staatlichen Medieninstitute und der Internetangebote. Überlegen Sie gemeinsam mit Ihren Mitarbeitenden, wer wann welche Fort- und Weiterbildungsmöglichkeiten wahrnimmt, und auch, wie das Team von den dort vermittelten Inhalten erfährt und profitiert.

Frage 12: Zusammenarbeit mit Institutionen und Personen außerhalb des Teams

Eher-Ja-Zustimmung: Prima, dass der Austausch mit Eltern, Träger und Fachberatung zur digitalen Medienbildung gut funktioniert. Auf diese Weise haben Sie und Ihr Team die damit verbundenen Bildungsziele immer im Fokus und können adäquat auf veränderte Bedingungen reagieren.

Teilweise Zustimmung und Eher-Nein: Machen Sie sich klar, wo genau Sie den Veränderungsbedarf sehen: Was hemmt den Austausch? Welche Stolpersteine liegen im Weg? Überlegen Sie zusätzlich, welche Erwartungen Sie an die einzelnen Beteiligten haben, und klären Sie Ihre Wünsche dazu. Wie könnte ein 1. Schritt aussehen, um hier den Austausch maßgeblich zu fördern?

Und so geht es weiter

Sicher hat Ihnen dieser Test wichtige Impulse geliefert, um mehr Klarheit bezüglich der im Team vorherrschenden Meinungen zur digitalen Medienbildung in Ihrer Kita zu erhalten.

In der Testauswertung konnten Sie außerdem lesen, dass die Installation eines Qualitätszirkels bzw. einer Fachgruppe zur digitalen Medienbildung in Ihrer Kita sinnvoll sein kann. Wie Sie dabei vorgehen und welche Arbeitshilfen Sie dabei unterstützen, erfahren Sie im Folgenden.

2.2.4 Vorbereitungsschritt 4: Richten Sie den Qualitätszirkel bzw. die Fachgruppe „Digitale Medienbildung" ein

Ein Qualitätszirkel ist eine freiwillige, über einen bestimmten Zeitraum festgelegte Teamarbeit von 4–6 KollegInnen mit dem Ziel, gemeinsam für ein bestimmtes Thema praktikable Empfehlungen für Umsetzungsmöglichkeiten zu entwickeln. Dabei ist die methodische Arbeitsweise im Qualitätszirkel mithilfe klar formulierter Ziele und einem Maßnahmenkatalog vorgegeben, sodass zügig Ergebnisse erzielt werden können.

Das sind die Vorteile eines Qualitätszirkels/einer Fachgruppe „Digitale Medienbildung"

Im Gegensatz zu einer einzigen verantwortlichen Medienfachkraft im Kita-Team, die schnell überlastet sein könnte, werden im Team des Qualitätszirkels bzw. der Fachgruppe die Verantwortlichkeiten gezielt auf mehrere Schultern verteilt. Auf diese Weise entlasten sich die Mitglieder gegenseitig, die zu erledigenden Aufgaben werden verkleinert und damit übersichtlicher. Außerdem ist gewährleistet, dass es nicht nur bei einzelnen unkoordinierten Aktionen bleibt, sondern auf diese Weise die nachhaltige Implementierung der digitalen Medienbildung als Bildungsziel in der Kita verankert wird. Weitere Vorteile sind:

- Die Mitglieder des Qualitätszirkels/der Fachgruppe dienen als MultiplikatorInnen für das übrige Kita-Team
- Sie beraten ihre TeamkollegInnen etwa bei neuen Projektideen
- Sie sind die AnsprechpartnerInnen bei konkreten Fragen und Bedarfen rund um das Thema „Digitale Medienbildung"
- Mit ihren Erfahrungen, ihrem Wissen und Ihren Ideen inspirieren sie sich gegenseitig und sorgen für positive Erfahrungsräume

Tipp: Regen Sie auch Ihren Träger dazu an, übergreifende Qualitätszirkel/Fachgruppen „Digitale Medienbildung" in den zugehörigen Kitas einzurichten, um den Austausch innerhalb der Einrichtungen auf den Weg zu bringen. So könnten in Zukunft alle vom vorhandenen Wissen und konkreten Best-Practice-Beispielen profitieren.

Sprechen Sie gezielt Ihre Mitarbeitenden für die Mitarbeit im Qualitätszirkel/ in der Fachgruppe an

Als Leitung moderieren Sie den Qualitätszirkel bzw. die Fachgruppe zumindest in der Anfangszeit. Laden Sie zur Mitarbeit gezielt die Mitarbeitenden ein, die sich gern kreativ und ideenvoll engagieren. Und auch diejenigen, die bereits gute Erfahrungen mit digitalen Medien haben. Mithilfe ihres Einfallsreichtums erarbeiten Sie dann gemeinsam im Qualitätszirkel „Digitale Medienbildung“:

- konkrete altersangemessene Aktivitäten für die Kinder
- kleine Projekte
- Ideen zur Verankerung der digitalen Medienbildung im pädagogischen Konzept
- Möglichkeiten der Zusammenarbeit mit den Eltern

Planen und strukturieren Sie jede Sitzung im Qualitätszirkel bzw. in der Fachgruppe

Pro Sitzung nehmen Sie sich 1,5 Stunden Zeit, um mithilfe der nachstehenden Mustervorlage die Zusammenarbeit und Ergebnissicherung zu strukturieren. Gehen Sie dabei kleinschrittig vor, indem Sie sich zunächst in der Vorbereitung

- auf 4 Termine für die Sitzungen im Qualitätszirkel einigen, z. B. 1 x pro Monat,
- diese für alle als verbindlich erklären,
- genau festlegen, welches konkrete Thema bzgl. der digitalen Medienbildung an welchem Termin mithilfe der nachfolgenden Mustervorlage bearbeitet werden soll.

Die nachstehende Mustervorlage garantiert Ihnen und den übrigen Teilnehmenden, dass Sie miteinander ziel- und ergebnisorientiert arbeiten, um die digitale Medienbildung in Ihrer Kita zügig voranzubringen. Wichtig ist auch, dass Sie im Anschluss miteinander resümieren, ob das jeweilige Ziel tatsächlich erreicht wurde. Am besten erledigen Sie das immer zu Beginn der Sitzung des Qualitätszirkels bzw. der Fachgruppe. Kalkulieren Sie hier mit 15 Minuten Austauschzeit.

Mustervorlage und Arbeitshilfe für die zielorientierte Zusammenarbeit und Ergebnissicherung im Qualitätszirkel

„Digitale Medienbildung“
Kita-Name: Max & Moritz
Teilnehmende: Jutta Wolf, Peter Müller, Franzi Schmitz, Theo Hüllen, Ada Berg
Termin/Thema: Konzept erstellen: Gemeinsam mit den Kindern das Tablet zur digitalen Dokumentation von Spielaktivitäten im Bauraum nutzen

Das ist zu tun	Darum geht es	
1. Thema festlegen	*So nutzen wir gemeinsam mit den Kindern das Tablet zur digitalen Dokumentation von Spielaktivitäten im Bauraum.*	
2. Ziel ausformulieren	*Wir erstellen eine kurze Handreichung von max. 2 DIN-A4-Seiten für den Bauraum. In dieser Handreichung ist nachzulesen, wie die Kinder sowohl eigenständig als auch gemeinsam mit den Fachkräften das Tablet nutzen können, um ihre Spielaktivitäten im Bauraum digital zu dokumentieren.*	
Umsetzung erfolgt bis zum:	Datum eintragen	
Maßnahmenkatalog erstellen: WAS? Bis WANN? Von WEM?	 **Was?** *1. Notwendige Inhalte für die Handreichung sammeln* *2. Inhalte als Kurztexte erstellen* **Bis wann?** *Bis zur nächsten Sitzung des Qualitätszirkels/der Fachgruppe* **Von wem?** *Alle Mitglieder des Qualitätszirkels/der Fachgruppe* *Inhalte werden auf alle verteilt*	**Kontrolle: erledigt √**

Vergessen Sie nicht, jede Sitzung des Qualitätszirkels bzw. der Fachgruppe nachzubereiten und zu reflektieren. Auch hierzu finden Sie jetzt eine Arbeitshilfe, die Sie dabei unterstützt. Überlegen Sie auch, wann es sinnvoll ist, den übrigen Teammitgliedern einen Zwischenstand der Arbeitsergebnisse aus dem Qualitätszirkel bzw. der

Fachgruppe zu kommunizieren, um hier eine angemessene Transparenz zu gewährleisten, die für die Akzeptanz der Inhalte so wichtig ist.

So reflektieren Sie zusammen die Zielerreichung im Qualitätszirkel bzw. der Fachgruppe

Bereiten Sie dazu auf der Grundlage des erledigten Maßnahmenkatalogs aus der Mustervorlage einen Flipchart wie hier im Beispiel vor:

Mustervorlage: Flipchart zur Reflexion des Qualitätszirkels/der Fachgruppe

Unsere Zielreflexion:

Erstellen einer Handreichung, damit die Kinder entweder selbstständig oder gemeinsam mit den Fachkräften das Tablet nutzen, um ihre Spielaktivitäten im Bauraum digital zu dokumentieren.

Ja, das Ziel wurde erreicht mit diesem Ergebnis:

Nein, das Ziel wurde an diesen Punkten/diesem Punkt nicht (vollständig) erreicht:

Hier müssen wir konkret nachbessern:

Dazu benötigen wir:

Tipp: Nutzen Sie im Fall der Nachbesserung erneut die Mustervorlage für die zielorientierte Zusammenarbeit und Ergebnissicherung im Qualitätszirkel.

2.2.5 Vorbereitungsschritt 5: Sprechen Sie positiv über digitale Medienbildung

„Sprache schafft Wirklichkeit“, sagte Paul Watzlawick und bereitete mit seinen Kommunikationsgrundsätzen den Weg, um professionell angemessen miteinander im Team zu kommunizieren.

Verzichten Sie also bei der Themeneinführung konsequent auf sämtliche Aussagen, die abwertend und einschränkend wirken, wie etwa: *„Damit müssen wir uns jetzt näher beschäftigen, ob wir wollen oder nicht.“* Auch verbale Rückzieher und Vorab-Entschuldigungen, wie: *„Es tut mir leid, aber wir kommen nicht mehr drum herum, uns dem Thema zu widmen“*, sind völlig kontraproduktiv: Die Skeptiker, Zweifler und Ablehner in Ihrem Team hören sofort heraus, dass Sie nicht wirklich dahinterstehen, und könnten in Versuchung kommen, Sie auf ihre Seite zu ziehen. Das Risiko ist groß, dass der Einstieg in die digitale Medienbildung aus dem Fokus gerät und sich stattdessen diejenigen, die gegen digitale Medien in der Kita argumentieren, bestätigt fühlen.

Kommunizieren Sie stattdessen vorbildlich und eindeutig. Verwenden Sie Ihrem Team gegenüber eine förderlich-positive Sprache in Bezug auf den pädagogischen Einsatz und Nutzen von digitalen Medien in Ihrer Kita. Mit Positiv-Aussagen und einer klar konstruktiven Haltung werden Sie bald erfolgreich darin sein, Ihre Mitarbeitenden kontinuierlich zu unterstützen und den professionellen Blick auf den Nutzen der digitalen Medienbildung zu lenken.

Tipp: Wenn Sie Ihr Team auf das Thema „Digitale Medienbildung“ positiv einstimmen wollen, dann wählen Sie etwa die folgende Formulierung:

„Ich freue mich, dass wir uns nun aktiv dem Thema der digitalen Medienbildung widmen. Ich weiß, dass wir hier am Anfang unserer Professionalisierung stehen. Gleichzeitig bin ich mir ganz sicher, dass wir schon bald miteinander viele gute Ideen entwickeln, um die Kinder in unserer Kita in ihrer Medienkompetenz zu stärken. Deshalb starten wir zunächst mit uns selbst und nehmen unsere persönlichen Einstellungen und Haltungen zu digitalen Medien genauer unter die Lupe. Dazu habe ich einige Übungen *vorbereitet, damit wir gut ins Thema einsteigen.“*

Mit dem freiwilligen Team-Video-Feedback leiten Sie auch Ihre Mitarbeitenden dazu an, die Positiv-Sprache zu nutzen

Es reicht nicht aus, wenn nur Sie Ihre Sprachkompetenz dahingehend erweitern. Auch Ihr Team darf davon profitieren. Geben Sie zu diesem Zweck die folgende Maxime für Ihr Team aus: *„Ab sofort* üben *wir uns darin, alle Gespräche zum Thema ‚Digitale Medienbildung' neutral bzw. positiv zu führen."*

Regen Sie Ihre Mitarbeitenden an, sich dabei gegenseitig mittels kollegialer Beobachtung zu unterstützen. Ganz ohne erhobenen Zeigefinger, sondern mit viel Spaß und einem ersten Einstieg in die gemeinsame digitale Medienbildung und der Idee einer „Positiv-Sprach-Challenge". Durch sie wächst in Ihrem Team schnell das Bewusstsein für die eigene Kommunikation und die der KollegInnen. Und weil Sie sich ja mit der digitalen Medienbildung in Ihrer Kita beschäftigen, funktioniert diese Challenge auch digital.

Im Team erklären sich dafür Ihre Mitarbeitenden freiwillig bereit, mit ihrem Smartphone einmal pro Woche eine Videobotschaft zu drehen. In ihr teilen sie ihre Beobachtungen geglückter „Positiv-Sprach-Kommunikationsmomente" für die entsprechenden KollegInnen mit. Die Challenge läuft über einen Zeitraum von 4 Wochen.

Tipp: Für manche Teammitglieder ist das Drehen der eigenen Videobotschaft mit innerem Widerstand verbunden. Erleichtern Sie diesen KollegInnen den Einstieg in die digitale Form der Rückmeldung, indem Sie diese als 2er- oder 3er-Team mit erfahreneren KollegInnen zusammenarbeiten lassen. Machen Sie deutlich, dass es sich um ein freiwilliges Lern-Experiment handelt, das zwanglos und mit Freude ablaufen soll. Gestehen Sie ihnen zu, dass sie zunächst beobachten, wie die anderen ihre Videobotschaft drehen. So nehmen Sie von vorneherein etwaige Bedenken ernst und entlasten die unsicheren Mitarbeitenden, weil es keinen Leistungsdruck gibt, den es zu erfüllen gilt.

Das sind Ihre Aufgaben als Leitung, um das digitale Team-Video-Feedback erfolgreich zu installieren

- Legen Sie einen Tag fest, an dem die KollegInnen ihre Beobachtungen als Videobotschaft an die E-Mail-Anschrift Ihrer Kita schicken.
- Sammeln Sie die eingehenden Videobotschaften in einem digitalen Team-Ordner auf dem Desktop Ihres Computers, Tablets oder Laptops.
- In der darauffolgenden Teamsitzung haben Sie die ersten 15 Minuten dafür reserviert, die Feedback-Videos mithilfe des Beamers Ihrem Team zu präsentieren.
- Wenn Sie keinen Beamer in Ihrer Einrichtung zur Verfügung haben, zeigen Sie die Videobotschaften über Laptop, Tablet oder PC.
- Moderieren Sie den Einstieg und das Ende der Feedbackrunde, um für alle einen strukturellen Rahmen zu geben.

Rechtstipp: Beachten Sie dabei die Hinweise zum Datenschutz (Seite 140) und holen Sie die Einwilligung aller Beteiligten ein, falls Sie die Videos über einen Messenger-Dienst versenden wollen.

Videodrehbuch: Wie Sie mit diesem Tool sich und Ihr Team auf das kollegiale Team-Video-Feedback vorbereiten

Wahrscheinlich gibt es Mitarbeitende in Ihrem Team, die im Drehen von Video-Botschaften bereits Erfahrung haben. Holen Sie diese mit ins Boot und bitten Sie sie darum, sich anderen, nicht erfahrenen KollegInnen als UnterstützerInnen anzubieten. Auf diese Weise erzeugen Sie Motivationsimpulse, um die Challenge bei Ihren Mitarbeitenden zu aktivieren.

Damit Sie sich sicher fühlen, unterstützt Sie die Arbeitshilfe mit 4 konkreten Schritten darin, Ihr Team bei der Challenge anzuleiten.

Ihre Schritt-für Schritt-Anleitung: So leiten Sie das digitale Team-Video-Feedback an	
Was?	**Wie?**
1. Weisen Sie die Mitarbeitenden in die kollegiale Beobachtung ein.	*„Ich freue mich, dass wir unser erstes gemeinsames digitale Teamprojekt in Form eines digitalen Team-Feedbacks starten. Damit ihr euch sicher fühlt, stelle ich euch nun kurz vor, wie die Challenge abläuft. Außerdem teile ich euch eine kurze Arbeitshilfe aus, mit deren Hilfe ihr euer kollegiales Video-Feedback kinderleicht vorbereiten und drehen könnt."* Teilen Sie dann die Arbeitshilfe „Drehbuch für das digitale Team-Video-Feedback" aus und gehen Sie diese Punkt für Punkt mit allen durch.
2. Legen Sie den Tag fest, an dem das Video-Feedback spätestens via E-Mail an Sie geschickt sein muss. Orientieren Sie sich dafür an dem Zeitpunkt der nachfolgenden Teamsitzung, um eine zeitlich optimale Abstimmung zu erzielen.	*„Bitte schickt mir eure Videobotschaft bis spätestens einen Tag vor der nächsten Teamsitzung zu, also bis zum ... Dann habe ich noch ausreichend Zeit, sie für die Teamsitzung vorzubereiten."*
3. Moderieren Sie vor dem Abspielen der Videobotschaften diesen Tagesordnungspunkt der Teamsitzung an.	1. *„Ihr erinnert euch: Wir starten unsere Teamsitzung heute mit euren kollegialen Video-Feedbacks zur Positiv-Sprach-Challenge. Es sind 2 Videos von euch angekommen, die ich euch nun zeige. Vielen Dank, dass ihr aufmerksame BeobachterInnen seid und euch an der Challenge aktiv beteiligt."* Mit diesen 2 Fragen reflektieren Sie gemeinsam im Anschluss: 2. *„Wie kommen die beiden Video-Feedbacks bei euch, vor allem bei den betreffenden KollegInnen an? Bitte gebt dazu eine Rückmeldung." „Wie war es für die FeedbackgeberInnen, den Videoclip zu drehen? Welche Drehtipps gebt ihr den KollegInnen diesbezüglich?"*
4. Beenden Sie den Tagesordnungspunkt professionell mit einer weiteren Moderation.	*„Ich finde, dass uns der Start in die Challenge bereits gut gelungen ist. Lasst uns weiter aufmerksam füreinander sein und sendet mir eure Videos bis … zu. Vielen Dank."*

Teilen Sie außerdem Ihren Mitarbeitenden die nachstehenden Video-Feedbackregeln als Videodrehbuch aus, damit sich alle an dieser gemeinsamen Form für die kollegiale Rückmeldung orientieren können.

Hier finden Sie in der linken Spalte die 3 Schritte für das Feedback und in der rechten Spalte einige Formulierungsideen für das Video selbst. Ihnen und Ihren Mitarbeitenden gibt dies zusätzliche Sicherheit, um das Video angemessen inhaltlich zu füllen. Wenn Sie merken, dass sich Ihre Mitarbeitenden mit der Challenge schwertun, drehen Sie ein Beispiel-Video zur Verdeutlichung.

Anleitung: Drehbuch für das digitale Team-Video-Feedback

Kollegiales Feedback für:	
Feedbackregeln für die kollegiale Rückmeldung	**So setze ich das in meiner Videobotschaft konkret um: (alternative Möglichkeiten zur Anregung)**
1. „Teile deiner Kollegin/ deinem Kollegen deine konkrete Beobachtung mit."	Liebe … XY, • *ich konnte dich dabei beobachten, dass …* • *gestern war ich dabei, als du …* • *während unseres Gesprächs am … ist mir aufgefallen, dass …* **Und so könnte ich es sagen (tragen Sie Ihre Formulierung hier ein):**
2. „Beschreibe, was für dich daran bemerkenswert war/ist."	• *Für mich ist an dieser Situation bemerkenswert, dass es dir gelungen ist …* • *Ich finde bemerkenswert, wie du …* • *Bei mir ist dabei hängen geblieben …* • *Ich fand es besonders wichtig, dass du …* • *Ich habe dabei von dir Folgendes gelernt: …* • *Dabei konnte ich erleben, wie …* **Und so könnte ich es sagen (tragen Sie Ihre Formulierung hier ein):**

Anleitung: Drehbuch für das digitale Team-Video-Feedback	
3. „Verabschiede dich wertschätzend."	• *Vielen Dank, dass ich von dir lernen durfte.* • *Ich freue mich darüber, dass ich durch die Beobachtung etwas Neues von dir lernen konnte.* • *Ich fühle mich durch deinen Impuls angeregt ...* • *Weiter so, dann kann ich noch viel von dir lernen.* **Und so könnte ich es sagen (tragen Sie Ihre Formulierung hier ein):**

Von der Theorie in die Praxis: Starten Sie jetzt gemeinsam kreativ-spielerisch

Am ehesten stehen wir Veränderungen und Neuerungen dann positiv gegenüber, wenn wir uns selbst „mit Kopf, Herz, Hand und Verstand" die damit verbundenen Herausforderungen begreifbar machen können. Nachdem Sie und Ihr Team sich nun intensiv vorbereitet haben, können Sie miteinander loslegen, und zwar am besten, indem Sie kleinere Medienprojekte aus Kapitel 6 dieser Broschüre ganz einfach im Team gemeinsam ausprobieren, anwenden und umsetzen.

2.2.6 Vorbereitungsschritt 6: Veranstalten Sie einen ganzheitlichen Konzeptionstag „Wir experimentieren zur digitalen Medienbildung"

Für die Neuausrichtung „Digitale Medienbildung" in Ihrer Kita bedeutet das praktisch: Probieren Sie und Ihr Team einen ganzen Tag (oder 2 halbe Tage) lang aus, wie Sie das Smartphone, Tablet, die Digitalkamera usw. alltagsintegriert pädagogisch sinnvoll nutzen können. Um Ihnen die notwendige Planung zu erleichtern, lesen Sie jetzt, wie Sie mithilfe der Projekte aus dieser Broschüre Ihre Mitarbeitenden ganz praktisch mit der digitalen Medienbildung vertraut machen. Alle Informationen zu den in der Tabelle aufgezeigten Medienkompetenz-Projekten und Apps finden Sie im Kapitel 4 „Praktische Medien-Kompetenz-Projekte" ab Seite 85.

Arbeitshilfe: Geeignete Lernsituationen für Ihr Team für den Konzeptionstag „Experimente zur digitalen Medienbildung" – Umsetzung 1

Zeitrahmen	Diese Medienkompetenz-Projekte der Kinder werden im Team gemeinsam ausprobiert und bauen sinnvoll aufeinander auf:	Damit verbundene Ziele für die Mitarbeitenden
Ca. 1 Stunde	Medienkompetenz-Projekt: „Medien-HeldInnen als Identifikationsfiguren": Alternative Ausgangs-Fragestellung für die 4-schrittige Anleitung des o. g. Medien-HeldInnen-Projekts: Welche Medien-HeldInnen waren dir in deiner Kindheit wichtig?	• Mit allen Sinnen an die MedienheldInnen in der eigenen Kindheit erinnern • Im Netz mittels der genannten Kindersuchmaschinen recherchieren lernen • Positiv-Sprache anwenden
Ca. 2 Stunden	Medienkompetenz-Projekt: „Medien-HeldInnen digital erfahrbar machen": 2 Teams drehen mit der STOP-Motion-App einen ganz kurzen Trickfilm mit je 1 Medienheldin/-helden aus der eigenen Kindheit.	• Praktische Erfahrungen mit der Stop-Motion-App erlangen und weiterentwickeln (Seite 89) • Den praktischen Ablauf eines selbst gemachten Trickfilms erfahren • Kooperations- und Kollaborationserfahrungen im Team sammeln • Ein gemeinsames Erfolgserlebnis kreieren und genießen

Arbeitshilfe: Geeignete Lernsituationen für Ihr Team für den Konzeptionstag „Experimente zur digitalen Medienbildung" – Umsetzung 2		
Zeitrahmen	**Diese Medienkompetenz-Projekte der Kinder werden im Team gemeinsam ausprobiert und bauen sinnvoll aufeinander auf:**	**Damit verbundene Ziele für die Mitarbeitenden**
Ca. 1,5 Stunden	Medienkompetenz-Projekt: „Digitale Naturerkundung durch die Kameralinse": Die Mitarbeitenden gehen zu zweit los und fotografieren die Pflanzenwelt im Außengelände. Dabei probieren sie alle Einstellungen der Kamerafunktionen aus. Zusätzlich nutzen sie die genannten Apps zur Pflanzenbestimmung.	• Die eigene Wahrnehmung für Naturphänomene sensibilisieren • Übung im Umgang mit der Digitalkamera und der Fotofunktion des Tablets bzw. Smartphones erzielen • Den Umgang mit den Pflanzenbestimmungs-Apps schulen
Ca. 1 Stunde	Medienkompetenz-Projekt: „Digital-kreative Sprachförderung mit der App ChatterPix Kids" (S. 101): Jedes Teammitglied probiert die App nach Herzenslust aus. Anschließend teilen alle miteinander die Ergebnisse über den Beamer.	• Praktische Erfahrungen mit der App ChatterPix Kids erlangen • Spielerisch die Möglichkeiten der App ausprobieren • Das Anschließen und die Bedienung des Beamers in Kombination mit der App erlernen

10 Fragen: Reflektieren Sie die experimentellen Praxisphasen anschließend miteinander

Im Anschluss an die Experimente schließen sich sinnvollerweise gemeinsame Reflexionsrunden an, um die individuellen Erfahrungen der Mitarbeitenden zu teilen. Außerdem werden auf diese Weise auch Aha-Erlebnisse, Schwierigkeiten, Ideen und Entwicklungsimpulse unmittelbar miteinander besprochen.

Mit den nachfolgenden 10 Reflexionsfragen aktivieren Sie Ihr Team, die Experimentierphasen genauer zu überdenken, um in den Praxistransfer überzuleiten.

Reflexionsfragen, um die eigenen Eindrücke während des Ausprobierens zu verarbeiten:

- Was ist dein persönlicher Eindruck dieses Medienprojekts?
- Welche Erkenntnisse konntest du bei der Nutzung des/der digitalen Mediums/Medien für dich gewinnen?
- Welche Aha-Momente hattest du während des Ausprobierens?
- Was hat dir Spaß bzw. Freude gemacht?
- Wo bist du weshalb an deine Grenze gestoßen?
- Wie konntest du diese Grenze überwinden?
- Wo benötigst du noch welche konkrete Unterstützung in Bezug auf deine eigene digitale Medienkompetenz?

Reflexionsfragen, um diese Eindrücke auf die zukünftige medienpädagogische Arbeit mit den Kindern zu übertragen:

- Welche Gedanken, Ideen und Impulse hast du nun im Anschluss in Bezug auf deine zukünftige medienpädagogische Arbeit mit den Kindern?
- Welche Vorteile hat dieses Medienkompetenz-Projekt für die Selbstbildungsprozesse der Kinder? An welcher Stelle und weshalb bist du noch skeptisch?
- Wie wahrscheinlich ist es nun, dass du die digitale Medienbildung aktiv, z. B. mithilfe dieser Projektanleitung, mit den Kindern durchführst? Was genau brauchst du, um hier aktiv zu werden?

Tipp: Beenden Sie die Reflexionsrunden immer mit einem Dankeschön an Ihr Team. Damit machen Sie deutlich, dass es nicht selbstverständlich ist, sich neuen Herausforderungen und Aufgaben zu stellen. Mit dieser Wertschätzung an die Mitarbeitenden ist die theoretische und praktische Vorbereitungsphase für den Einstieg in die digitale Medienbildung abgeschlossen.

2.2.7 Nachbereitungsnachmittag mit dem Team

Um langfristig weiterhin an dem Thema zu bleiben und sich in regelmäßigen Abständen darüber auszutauschen, bietet sich einige Wochen nach dem Start des Medien-Themas ein gemeinsamer Nachmittag an, an dem Sie das Thema mit Ihrem Team nochmals aufgreifen. Um Sie bei der Planung zu unterstützen, finden Sie hier einen möglichen Ablauf für solch einen Nachmittag.

1. Vorbereitung auf den Nachbereitungsnachmittag

Zeitfenster:	2,5 Stunden
Raum:	großer Raum mit Tischen und Stühlen
Material:	Flipchart, Plakate, Stifte, festes Schuhwerk zum Rausgehen, kleine Schnipsel mit den Fragen

Zu Beginn findet sich das Team gemeinsam im Raum ein, und auf dem Flipchart sollte der folgende Text vorbereitet sein:

Dialogischer Spaziergang

1. ***Wie geht es mir gerade, wenn ich an das Thema „Medien" denke?***
2. ***Was haben wir in der Kita schon positiv verändern können?***
3. ***Was gefällt mir noch nicht?***

2. Dialogischer Spaziergang – ca. 30 Minuten

Teilen Sie hierzu Ihre Teammitglieder in 2er-Gruppen ein, und machen Sie gemeinsam einen dialogischen Spaziergang. Gern können Sie hierzu die Fragen auch auf kleine Schnipsel schreiben, falls sich die Teammitglieder die Fragen nicht merken können. Der Spaziergang läuft wie folgt ab:

- Person 1 beantwortet die 3 Fragen von dem Flipchart innerhalb von 5 Minuten.
- Dabei darf Person 2 keine Antwort geben, indem sie etwa spricht oder nickt. Die Person läuft einfach nebenher.
- Dann darf Person 2 wiederholen, was gehört wurde, und erhält dafür 7 Minuten Zeit.
- Dann werden die Rollen getauscht.
- Am Ende dürfen sich Person 1 und Person 2 für ca. 10 Minuten über die Erfahrungen austauschen und wieder zurück ins Teamzimmer kommen.

3. Open Café mit 3 Tischen – ca. 45–60 Minuten

Bereiten Sie während des Spaziergangs den Raum vor. Stellen Sie 3 Tische in den Raum. Auf jedem der 3 Tische befindet sich ein Plakat mit jeweils einer der 3 Fragen, die Sie und Ihr Team beim dialogischen Spaziergang bearbeitet haben.

Nun werden die Teams in 3–5 Gruppen, je nach Größe des Teams, aufgeteilt. Pro Gruppe sollten es 3–5 Mitarbeitende sein. Achten Sie darauf, die Teams bunt zu mischen, damit auch Mitarbeitende zusammenarbeiten, die sonst im Alltag wenige Kontakte pflegen.

Geben Sie dem Team nun ca. 10 Minuten Zeit, die Plakate nacheinander zu bearbeiten. Danach wird gewechselt. Stellen Sie hierzu am besten einen Wecker.

4. Ergebnisse präsentieren & Ziele festhalten – ca. 45 Minuten

Nachdem das Team alle Plakate bearbeitet hat, sollen die Teammitglieder sie sich gegenseitig präsentieren und offene Fragen besprechen. Erarbeiten Sie gemeinsam daraus resultierende Ziele. Bereiten Sie als Kita-Leitung vorab einen entsprechenden Flipchart vor – wie in der folgenden Grafik –, auf dem Sie gemeinsam mit dem Team die Ergebnisse und Ziele sammeln.

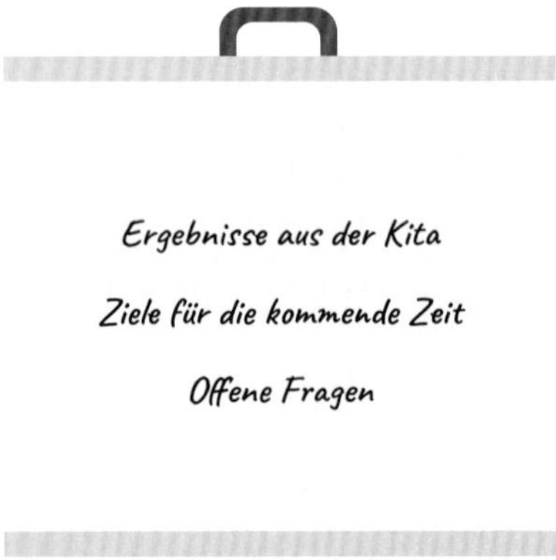
Ergebnisse aus der Kita
Ziele für die kommende Zeit
Offene Fragen

5. Präsentation der bisher umgesetzten Projekte durch den Qualitätszirkel

Wenn Sie einen Qualitätszirkel in Ihrer Kita gebildet haben, wäre es sinnvoll, dass er zum Abschluss die bisherigen Projekte vorstellt. Sorgen Sie auch dafür, dass der Qualitätszirkel die neuen Inhalte mitnimmt, damit diese weiter vorangetrieben werden. So stellen Sie sicher, dass diesbezüglich auch zukünftig immer wieder gemeinsame Inhalte in den Teambesprechungen Raum finden.

2.3 Wie digitale Medien die Dokumentation der kindlichen Bildungsprozesse erleichtern

Praxisbeispiel:

Maria Schmidt ist pädagogische Fachkraft in der Kita „Drachenhöhle." Derzeit ist ihre Kollegin, mit der sie eng zusammenarbeitet, erkrankt. Unterstützung ist nicht in Sicht, in der gesamten Einrichtung ist der Krankenstand gerade hoch. Sie weiß nicht, wann sie auch noch die Dokumentationsbögen ausfüllen soll, ohne erst recht zeitlich vollkommen ins Schleudern zu geraten, und das, wo Hannah heute zum ersten Mal allein die ersten 3 Treppenstufen gegangen ist. Und Esram konnte sie mit halbem Auge dabei beobachten, wie sie gemeinsam mit Tim an der Murmelbahn einen richtig spannenden Parcours aufgebaut hat. Die Unterhaltung und auch den kleinen Streit der beiden währenddessen hat sie am Feierabend nicht mehr im Kopf. Hannahs Erfolgserlebnis ist bei Maria Schmidt gedanklich in den Hintergrund gerückt. Eine Dokumentation dieser bedeutsamen Bildungsereignisse erfolgt nicht.

Wie das Praxisbeispiel zeigt, machen es die Rahmenbedingungen und begrenzten Zeitvorgaben den Mitarbeitenden nicht leicht, die Dokumentationsaufgaben verlässlich umzusetzen. Vielleicht geht es Ihnen ja ähnlich: Manche Fachkräfte nehmen die Pflicht, die kindlichen Bildungsprozesse professionell zu dokumentieren und für alle Beteiligten nachvollziehbar und transparent vorzuhalten, im hektischen Arbeitsalltag in der Kita als zusätzliche aufwendige Aufgabe wahr.

2.3.1 Pädagogische Arbeitsprozesse digitalisieren

Wie einfach wäre es für Maria Schmidt gewesen, wenn sie das Gruppen-Tablet oder Smartphone griffbereit gehabt hätte, um Hannahs bedeutsame Selbstwirksamkeitserfahrung, das eigenständige Treppensteigen, im Bild festhalten zu können? Welche Erleichterung zur nachträglichen Dokumentation wäre eine Videoaufnahme gewesen, die sowohl den Bauprozess als auch die Interaktion zwischen Esram und Tim verdeutlicht hätte?

Sie sehen: Die Möglichkeiten der digitalen Dokumentation erleichtern Ihnen und Ihrem Team diese Dokumentationspflichten. Je nach Anwendung werden die Kinder in die digitalen Dokumentationsprozesse sinnvoll eingebunden, sodass auch auf dieser Ebene medienpädagogische Bildungsprozesse angeregt werden.

Gäbe es in Ihrer Kita einen Idealzustand für die digitalen Dokumentationsmöglichkeiten, würden Sie beispielsweise mit einer der gängigen professionellen Dokumentations-Apps arbeiten. Hier sind sämtliche Datenschutzbedingungen bereits rechtlich einwandfrei geklärt, sodass Sie auf der sicheren Anwenderseite stehen. Selbstverständlich entscheiden Sie über die Nutzung einer solchen Software oder App nur in Zusammenarbeit mit Ihrem Träger.

Tipp: Sie wollen mehr erfahren zu den zahlreichen Kita-Apps und deren Anbietern? Informieren Sie sich beim Bayerischen Institut für Frühpädagogik unter www.ifp.bayern.de. Hier erhalten Sie einen seriösen Überblick mit Empfehlungen für die konkreten Anwendungsmöglichkeiten in Ihrer Kita.

Eine Alternative dazu: Die standardisierten Beobachtungsbögen haben Sie digital im PC bzw. Tablet abgelegt. Außerdem sind dort für jedes Kind digitale Ordner angelegt, in denen alle Fotos, Videos und Sprachaufnahmen zu den Entwicklungsverläufen des

Kindes in Form eines digitalen Portfolios gespeichert sind. Achten Sie darauf, dass Sie die Daten sicher aufbewahren und Kinder und Eltern nur auf Daten Zugriff haben, die auch für Ihre Augen bestimmt sind. Tauschen Sie sich mit Ihrem Datenschutzbeauftragten aus, um hier von Anfang an einen korrekten Umgang mit gespeicherten Daten zu gewährleisten.

Rechtstipp: Lesen im Sie im rechtlichen Teil der Broschüre nach, wie Sie Kita-Apps (S. 147) und Portfolio-Apps (S. 156) rechtssicher nutzen.

Einen Überblick über die Vorteile der verschiedenen digitalen Dokumentationsmöglichkeiten für Ihren Arbeitskontext liefert Ihnen die folgende Übersicht.

Übersicht: Vorteile der digitalen Dokumentation in der Kita

Digitale Dokumentationsform	Vorteile für die pädagogische Fachkraft	Vorteile für die Eltern
Fotoaufnahmen	Die Lebensthemen der Kinder, mit denen diese gerade beschäftigt sind, werden im Bild sofort festgehalten. So wird nachvollziehbar, welche Bildungsprozesse gerade aktuell sind, und eine sich daraus ergebende pädagogische Planung für weitere Handlungsschritte möglich.	Bedeutsame Entwicklungsschritte der Kinder sind fotografisch festgehalten. Obwohl die Eltern nicht anwesend waren, können sie auf diesem Wege nachträglich daran teilhaben (z. B. die Fotos während eines Entwicklungsgesprächs zeigen).
Videoaufnahmen	Videoaufnahmen ermöglichen es, bedeutsame Interaktionsprozesse der Kinder unmittelbar festzuhalten, bevor sie in der Alltagshektik „untergehen". Auf der Grundlage der Videos können auch im Nachhinein im Team Einschätzungen zu Verhaltensweisen miteinander kollegial beraten werden.	Interaktionen und Handlungen des Kindes sind belegt. Sie dienen als Belege für gezielte Elternberatung und Elterngespräche.

Sprachaufnahmen	In Ruhe die Aufnahmen nachzuhören und zu reflektieren, ob allein oder im Team, ist vor allem zur gezielten Sprachförderung der Kinder von Nutzen. Individuelle Sprachäußerungen der Kinder gehen auf diese Weise nicht verloren, sondern können auch später noch eingeordnet werden. Insbesondere bei Kindern, die mehrsprachig aufwachsen, ist es wichtig, den Status des muttersprachlichen Erwerbs zu überprüfen, am besten gemeinsam mit den Eltern.	Im Austausch mit den Eltern ist darstellbar, wie gut die sprachliche Entwicklung des Kindes bereits fortgeschritten ist. Gezielte Planung und Übungen für zu Hause können auf dieser Grundlage in die Elternberatung mit einfließen. Die Eltern übersetzen die Sprachaufnahmen ggf., sodass ein Rückschluss möglich wird, welche gezielte Förderung das Kind zum Spracherwerb zusätzlich noch benötigt.

2.3.2 Digitales Portfolio: eine kreative und sinnvolle Ergänzung zum klassischen Portfolio

Das zielgerichtete Sammeln und Dokumentieren von kindlichen Bildungsprozessen erfolgt typischerweise als haptisch erfahrbares Portfolio. Dabei legen die pädagogischen Fachkräfte ihre individuellen Dokumentationen über bedeutsame Bildungserlebnisse und -ereignisse der jeweiligen Kinder inkl. Fotos zu deren „Werken" als Buch, Ordner oder in einer Box ab.

Tipp: Nutzen Sie „Canva" für kreative Designs

Die App „Canva" unterstützt Sie bei der Portfolioarbeit, wenn Sie besonders kreative Vorlagen gestalten möchten. Hinter „Canva" steht ein Dienst, mit dem Sie auf unzählige Bilder, Vorlagen und Designs für Poster, Präsentationen, Postkarten usw. zugreifen können.

In der Version „Canva Free" finden Sie zigfach kostenlose Vorlagen, um direkt und sehr bedienerfreundlich loslegen zu können. Wenn Sie Ihre Portfoliovorlage mit „Canva" erstellt haben, können Sie diese entweder speichern oder auch herunterladen, um sie in Ihren Programmen, etwa Microsoft Word oder PowerPoint, weiter anzupassen. Der Pluspunkt bei „Canva": Sie dürfen Ihre bearbeiteten Vorlagen auch in der kommerziellen Nutzung kostenfrei verwenden. Deshalb müssen Sie sich, was die Verletzung von Urheberrechten angeht, keinerlei Sorgen machen.

Auch die Kinder nutzen ihr Portfolio, um die für sie bedeutsamen Erfahrungen darin festzuhalten. Besonders professionell ist die Portfolioarbeit, wenn sie gemeinsam mit dem Kind durchgeführt wird. Auf diese Weise erlebt sich das Kind als selbstwirksam und ist mit der Fachkraft im regen Austausch über seine Erfahrungen, Erlebnisse und Handlungen. Daran anknüpfend ergeben sich genügend Sprach- und Dialoganlässe, um die Entwicklungsverläufe der Kinder auch für die Eltern sichtbar zu machen. Außerdem ist es auch für die Eltern eine tolle Erfahrung, z. B. nachträglich an den schönen Momenten des Kita-Ausflugs teilzuhaben, wenn sie im digitalen Portfolio dort ihr Kind in Aktion erleben können, oder im Zuge eines Entwicklungsgesprächs im Film zu sehen, welche Alltagserfahrungen ihr Kind in der Kita macht.

Rechtstipp: Bei der Nutzung jeder digitalen Portfolio-App gilt es, die sichere Nutzung zu gewährleisten. Ab Seite 156 erfahren Sie, was Sie rechtlich beachten müssen.

So steigen Sie in die digitale Portfolioarbeit ein

Grundsätzlich können Sie viele kreative Kinderwerke zusätzlich auch als digitales Portfolio anlegen. Auf dem Markt gibt es mittlerweile jede Menge Anbieter, die Ihnen digitale Vorlagen für die digitale Portfolioarbeit liefern. In vielen Kita-Apps (wie z. B. Dokulino) finden Sie leicht bedienbare Funktionen, mit denen Sie spielend einfach Ihr digitales Portfolio in der Kita gestalten können. Bedenken Sie bei allen Apps, die Sie in Ihrer Kita nutzen möchten, dass die Zustimmung des Trägers und der Eltern unbedingt benötigt wird, um digitale Portfolios zu erstellen. Auf Seite 157 finden Sie ein rechtssicheres Muster für Einwilligungserklärung zur digitalen App-Nutzung, so können Sie sich ganz einfach absichern.

Stimmen Sie sich also zunächst mit dem Träger ab, ob dies überhaupt für Ihre Kita gewünscht ist. Im Vorfeld könnten Sie recherchieren, welche Kitas in Ihrem Umfeld bereits digitale Portfolios erfolgreich einsetzen. Nutzen Sie diese Erfahrungen und konkreten Rückmeldungen zur Praktikabilität, Rechtssicherheit und Zufriedenheit im Umgang mit digitalen Portfolios, um mit dem Träger in den Austausch zu gehen.

Tipp: Falls Ihr Träger nicht von der digitalen Portfolioarbeit überzeugt ist, können Sie die Gesprächshilfen aus Kapitel 1.3 ab Seite 20 verwenden, um sich den Einstieg zu erleichtern.

Darüber hinaus gibt Ihnen die nachstehende Übersicht einen ersten Einblick in die Möglichkeiten einer digitalen Portfolioarbeit mit Dokumentationsvarianten, um die kindlichen Interessen und Bildungsprozesse digital sinnvoll festzuhalten. Als digitale Medien haben Sie die Auswahl zwischen Digitalkamera, Tablet und Smartphone.

Übersicht: Möglichkeiten der digitalen Dokumentation im Portfolio

Tätigkeit des Kindes	Digitale Abbildungsmöglichkeit im Portfolio
Malen, Zeichnen, Kritzeln, Schreiben	Fotos
Vertieftes Spielen	Fotos mit zusätzlicher Beobachtungsbeschreibung/ Kommentierung der Eindrücke
Untersuchen von Dingen und Gegenständen, Experimentieren	• Fotos und Beschreibung des kindlichen Neugierverhaltens • Ergebnisse von Experimenten bzw. Schritte festhalten
Bewegtes Spielen, außerdem Krabbeln, Hüpfen, Klettern, Springen usw. (motorische Fähigkeiten)	Videos, die alle Bewegungsabläufe des Kindes abbilden, inkl. der Wiederholungen zur Vertiefung/zum Trainieren derselben
Interaktionen mit anderen Kindern	Videos und Sprachaufzeichnungen, die das Ausdrucksvermögen des Kindes dokumentieren
Ausflüge	Fotos und Videos der Highlights, O-Töne des Kindes während des Ausflugs

Teil 3: Medienkompetenz der Kinder entwickeln

Bereits in jedem 2. Haushalt mit Kindern gibt es ein Tablet, und über 90 % aller Haushalte verfügen über mindestens ein Smartphone. Gehen Sie also davon aus, dass die meisten Kinder in Ihrer Kita bereits über zahlreiche Alltagserfahrungen im eigenen Umgang mit diesen Medien verfügen.

Sie wollen auch die Eltern in der kompetenten Nutzung digitaler Medienbildung unterstützen? Dann empfehlen Sie ihnen diese beiden Links:

- Gutes Aufwachsen mit Medien – Surfen ohne Risiko: www.surfen-ohne-risiko.net
- SCHAU HIN! Was Dein Kind mit Medien macht: www.schau-hin.info.

Hier kooperieren zahlreiche Initiativen und Organisationen aus den Gebieten Pädagogik, Sozialverbände und Prävention miteinander, um Eltern aktuelle alltagstaugliche Tipps und Empfehlungen für eine angemessene Medienerziehung der Kinder zu geben.

3.1 Diese Hardware bietet Ihnen einen guten Einstieg in Ihre digitalen Medienprojekte

Um digitale Medienprojekte sinnvoll durchführen zu können, benötigen Sie eine Mindestausstattung als Basis der Medienbildung. In der Übersichtstabelle sind die 3 technischen Geräte aufgelistet, die Sie als EinsteigerInnen in die Medienbildung in der Kita mindestens benötigen. Wenn Sie darüber hinaus in die mediale Ausstattung investieren können, bietet Ihnen der Markt viele weitere spannende Technik-Tools, wie z. B.:

- Digitales Mikrofon
- Programmierroboter
- Vorlese-Computer

- Dokumentenkamera
- Digitale Sprachlernwand
- 3D-Drucker
- Digitales Mikroskop und Endoskop/Schlüssellochkamera

Übersicht: Ihre Kita-Mindestausstattung digitaler Hardware

Medium	Vorteile	Pädagogischer Nutzen
Tablet bzw. Smartphone	• All-in-one-Charakter: Videokamera, Fotoapparat, Mikrofon und eine Vielzahl kreativer Apps in einem Gerät • Hoher Wiedererkennungswert für die Kinder mit familiärem Alltags- und Anwendungsbezug • Haptisch gut für kleine Kinderhände greifbar • Können zusätzlich mit einer speziellen robusten Kinderschutzhülle aus stoßdämpfenden Materialien und mit Tragegriff ausgestattet werden • Touchscreen macht die Bedienung kinderleicht • Leicht, überallhin mitzunehmen • Platzsparend • In der Kita überall flexibel einsetzbar • Viele anwenderfreundliche Apps für die pädagogische Arbeit sind bereits vorinstalliert	Anknüpfen an die Alltagserfahrungen der Kinder im Umgang mit dem Medium Intuitive Nutzung Reflexiver Umgang in der Nutzung des Mediums: Weg vom Konsum und hin zur kreativen Nutzung
Digitalkamera	• Ausschließlich für das Aufnehmen von Fotos und Videos nutzbar • Schnell griffbereit • Niedrige Anschaffungskosten	Einfache Bedienung und reine Beschränkung aufs Fotografieren Klein und kompakt auch für Kinderhände geeignet
Mini-Beamer	• Mobil-flexibler Einsatz überall in der Kita möglich • Sofort und unabhängig einsetzbar, um Fotos und Videos für alle sichtbar zu machen	Große Bildprojektionen schaffen Aufmerksamkeit und setzen aus Kinderperspektive das Wichtige in Szene.

Denken Sie darüber hinaus auch daran, in ein Stativ für digitale Kamera, Tablet und Smartphone als nützliches Zubehör zu investieren, um beispielsweise bei längeren Videoaufnahmen ruhige Ergebnisse zu erzielen. Ebenso lässt sich der Mini-Beamer überall hinstellen und auf das Stativ schrauben.

Tipp: Es geht nicht darum, die beste digitale Ausstattung vorzuweisen, sondern die Balance für eine angemessene Entwicklung der Kinder zu ermöglichen. Hierbei kann auch schon die Auseinandersetzung mit Altgeräten, die nicht mehr funktionstüchtig sind, einen guten Start ermöglichen. Für die Materialien können Sie bei Ihrem Träger nachfragen, wo beispielsweise defekte elektronische Geräte entsorgt werden. Ein altes Telefon oder ein alter Rechner von einem Computer bietet schon viel Potenzial, um sich mit Medien auseinanderzusetzen.

3.2 Diese 3 neuen Medien sind unverzichtbar in Ihrer Kita

Im Folgenden möchte ich Ihnen einige Ideen vorstellen und nützliche Informationen an die Hand geben, um Tipps und Tricks für die Integration von neuen Medien wie Tiptoi®-Stiften und Tonieboxen in Ihrer Kita zu geben. Es ist jedoch wichtig, dass Sie sich zuvor ein grundlegendes Verständnis dafür aneignen.

Um sicherzustellen, dass die neuen Medien erfolgreich in Ihrer Kita eingesetzt werden können, empfehle ich Ihnen, diese in einer Teambesprechung zu präsentieren und Ihren Mitarbeitenden Zeit zu geben, diese auszuprobieren und Erfahrungen zu sammeln, bevor sie in der Praxis angewendet werden.

3.2.1 Vorlesen lassen mit dem Tiptoi®

Tipp: Tip bedeutet berühren
Toi in Anlehnung an Toy = das Spielzeug

Das Vorlesen unterstützt nachweislich die sprachliche Entwicklung eines Kindes. In der frühkindlichen Bildungsinstitution der Kita und im Kontext Familie ist das Vorlesen eine bewährte Methode, Kinder in ihrer Entwicklung zu fördern. Das Vorlesen trägt dazu bei, das Zuhörverhalten von Kleinkindern zu fördern und ihre Fähigkeit zur Sprachentwicklung zu verbessern. Darüber hinaus unterstützt es die Entwicklung von Konzepten zur Schriftlichkeit und fördert das Verständnis von Strukturen in der Schriftsprache. Durch die Chancenungleichheit haben Kinder in ihrer Entwicklung unterschiedliche Voraussetzungen. Ergreifen Sie mit Ihrer Einrichtung hier die Initiative, und stellen Sie den Kindern verschiedene Möglichkeiten bereit, um den sprachlichen Erwerb gleichermaßen zu fördern.

Eine interessante Ergänzung zum traditionellen Vorlesen bieten Ihnen die sogenannten Tiptoi®-Stifte. Um Ihnen ein Grundverständnis zu ermöglichen, erläutere ich Ihnen diese Methode im folgenden Abschnitt.

Tiptoi®-Stifte und die dazugehörigen Bücher bieten den Kindern sowohl in der Kita als auch im familiären Kontext ein nicht personenvermitteltes, maschinelles Vorlesen. Wichtig ist hierbei, dass es nicht darum geht, das Vorlesen durch diese Form zu ersetzen. Die Stifte bieten eine Alternative zum menschlichen Vorgehen und geben dem Kind die eigenständige Möglichkeit, sich das anzuhören, was sie gerade interessiert. Diese Alternative besteht aus einem Buch sowie einem digitalen Audiolernsystem. Es handelt sich um einen orangen stiftähnlichen MP3-Player, mit dem die Kinder im Buch interaktiv arbeiten und durch das Antippen mit dem Stift die jeweiligen Informationen anhören können. Die Bücher sind der Kategorie Sachbücher zuzuordnen. Diese können zu verschiedenen Themen wie Wald, Feuerwehr, Straßenverkehr, Musik, Flughafen und Jahreszeiten erworben werden.

Tipp: Fragen Sie in der Elternschaft, ob es Tiptoi®-Bücher gibt, die Ihnen gespendet werden können.

Durch die Lautsprecherfunktion können sich Kinder die Informationen anhören. Sie wissen selbst, wie oft Kinder nach dem Vorlesen eines Buches äußern, dass sie es noch mal vorgelesen haben möchten. Mit den Tiptoi®-Stiften und Büchern können die Kinder selbstständig entscheiden, wie oft sie sich das Vorgelesene anhören und welches Buch sie hören möchten. Dazu können sie sich auch Geräusche und Musik anhören. Das zuhörende Kind kann über das Lesetempo, die Lesehäufigkeit, Textstellen und das Buch selbst entscheiden.

Diese Form ersetzt nicht die Gespräche zwischen der zuhörenden und der vorlesenden Person. Deswegen ist es ein wichtiger Bestandteil, die Fragen der Kinder als Fachkraft zu beantworten und mit den Kindern über die Inhalte der Bücher in den Austausch zu kommen.

Tipp: Nutzen Sie diese Form der Bücher, wenn es wieder einmal sehr stressig ist oder Mitarbeitende fehlen. So können die Kinder sich trotzdem an den Inhalten der Büchern erfreuen und sich Informationen aneignen.

Der Tiptoi®-Stift bietet enorme didaktische Möglichkeiten. Er ermöglicht gerade Technik-begeisterten Kindern, mit Büchern in Berührung zu kommen (Motivation), und erlaubt Formen des autonomen, individuellen und wiederholenden Lesens von Kinderbüchern sowie sprachlichen Lernens. Durch häufiges Anhören bestimmter Ausdrücke wird die Erinnerung gefördert und somit auch der Wortschatzerwerb. Das Gehörte kann angewendet und im Gespräch reflektiert werden.

Die Tiptoi®-Stifte und dazugehörigen Bücher ersetzen selbstverständlich nicht die menschliche Wärme und die sprachlichen Interaktionen mit Ihren Kindern in der Kita. Sie bieten jedoch eine ergänzende Form, um den Kindern Medien näherzubringen und selbst tätig zu werden. Diese Form ist keine Konkurrenz zur klassischen Lehr- und Lernoption.

3.2.2 Selbstständiges Hören mit der Toniebox

Tipp: Tonie: Figur, die auf die Box gesetzt wird
Box: Gegenstand, der die Musik abspielt

Tonieboxen sind aus den meisten Kinderzimmern nicht mehr wegzudenken. Nach Bilderbüchern stehen auch sie hoch im Kurs und erfreuen sich großer Beliebtheit. Eine Toniebox kann verschiedene Hörbücher abspielen. Diese erzählen dem Kind eine Geschichte mit verschiedenen Sprechern, Geräuschen und Musik. Kinder lieben es, Geschichten erzählt zu bekommen, und können mit solchen Hörspielen in ihre eigene Welt abtauchen, wenn Eltern die Zeit zum Vorlesen fehlt. Die einen hören ganz interessiert zu, und die anderen nutzen die Geschichten zum Einschlafen. Hörbücher spiegeln oft das wider, was für das Kind gerade „Thema" ist. Sie kennen bestimmt Kinder, denen Sie immer wieder das gleiche Buch vorlesen. So kann es bei Kindern auch vorkommen, dass sie über eine längere Zeit immer wieder das gleiche Hörspiel anhören, bis es eines Tages nicht mehr interessant für sie ist.

Zum Vorlesen bieten Hörbücher eine tolle Ergänzung, wodurch digitale Medien mit analogen Medien verknüpft werden. Sie können die Sprachentwicklung und die Zuhörerkompetenz positiv beeinflussen. Durch die Geräuschkulisse, Musik und den Wechsel der Sprecherstimmen wird die Aufmerksamkeit der Kinder so auf das Medium gerichtet, dass sie die Sprache besser aufnehmen und verarbeiten können, das heißt, es ist interaktiv. Mithilfe der eigenen Vorstellungskraft erschließen sich Kinder Hörspiele. Auch der Wortschatz wird gefestigt und erweitert. Geräusche und Musik erzeugen bei jedem Kind unterschiedliche Bilder im Kopf und lassen es so in eine eigene Welt ein- und abtauchen.

Wichtig ist, dass die Hörbücher kindgerecht und altersgemäß dem Entwicklungsstand des Kindes angepasst sind, da meist der Austausch und die Möglichkeit des Nachfragens und Erklärens fehlen. Ob das Hörbuch den genannten Kriterien entspricht, sehen Sie, wenn es das Kind in den Bann zieht und interessant und nachvollziehbar ist.

Die Toniebox ist ein würfelförmiges Tonabspielgerät, das für Kinder ab 3 Jahren konzipiert ist und vor allem Kinderlieder und Hörbücher abspielt. Audioinhalte, wie Musik oder Hörspiele, werden über eine spezielle Spielfigur, einen sogenannten „Tonie", wiedergegeben. Wird beispielsweise die „Grüffelo-Figur" auf das Gerät gestellt, wird die Geschichte vom Grüffelo, die zu dieser Figur passt, abgespielt. Durch das leichte Antippen auf der Seite können Kapitel und Titel gewechselt werden. Die Lautstärke kann durch die Ohren der Box verändert werden. Mittlerweile gibt es etliche verschiedene Figuren, die käuflich erworben werden können. Es gibt nicht nur Hörspiele zum Spaß und zur Unterhaltung, sondern auch „Was ist Was"-Figuren zu Themen wie Dinosaurier oder auch Berufe, wodurch tiefergehendes Wissen vermittelt werden kann.

Tipp: Bedenken Sie bei der Anschaffung der Box immer, dass Folgekosten auf Sie zukommen, da es nicht nur bei einer Tonie-Figur bleiben soll.

Die Boxen sind mobil und können überall mit hingenommen werden. Zudem kann das Kind allein entscheiden, welche Geschichte es gerade konsumieren möchte.

Tipp: Während sich Hörspiele mit verschiedenen Elementen wie Liedern und kurzen Dialogen sehr gut für jüngere Kindergartenkinder eignen, können ältere Kindergartenkinder schon längeren Geschichten folgen.

Nutzen Sie die Box gerade in der Mittagszeit. Hier können die Kinder etwas „runterfahren" und dabei der Musik oder den Geschichten folgen.

3.2.3 Digitalkameras mit den Kindern nutzen

Digitalkameras sind aus den frühkindlichen Bildungsinstitutionen nicht mehr wegzudenken. Gerade durch die Arbeit mit Portfolioordnern und die damit verbundene Dokumentation der Entwicklung der Kinder haben Fotos in der pädagogischen Arbeit einen hohen Stellenwert. Wir alle wissen, dass Kinder gern nachahmen und im Rollenspiel die Erlebnisse verarbeiten. Deswegen bedeutet selbstständig Fotos machen eine gute Möglichkeit, Kinder an die Welt der Medien heranzuführen. Durch die Verbreitung der Smartphones wird heutzutage alles fotografiert und gefilmt. Jeder kleinste Meilenstein soll für die Nachwelt festgehalten werden. Kinder möchten das natürlich auch tun können. Daher bietet es sich an, Digitalkameras für die Kinder in der Kita bereitzuhalten.

Tipp: Bieten Sie einen Digitalkamera-Führerschein an, den die Kinder mit verschiedenen Aufgaben erwerben können, um die Kamera dann auch selbstständig in der Kita nutzen zu dürfen.

Danach ist es wichtig, dass Sie den Kindern ausreichend Möglichkeiten geben, das zu fotografieren, was sie gerade möchten. Ihren Alltag fotografisch festzuhalten wird ihnen sicherlich viel Freude bereiten. Entscheiden Sie dann gemeinsam mit Ihrem Kita-Kind, welche Fotos davon entwickelt und in den Portfolioordner des Kindes geklebt werden sollen. Diese Schritte können Sie mit dem Kind gemeinsam gehen:

1. Fotos im Alltag machen
2. Auswahl treffen, welche Fotos entwickelt werden sollen
3. Die Fotos entwickeln lassen
4. Die Fotos gemeinsam abholen
5. Die Seite für den Portfolioordner am Laptop erstellen
6. Fotos ausdrucken und im Ordner abheften

Durch die oben beschriebenen Anwendungsmöglichkeiten möchte ich verdeutlichen, wie vielfältig Medien sein können und dass sie nicht nur eine monotone Beschäftigung für das Kind bieten. Es entsteht eine Interaktion zwischen der pädagogischen Fachkraft und den Kindern, die das Verständnis für den Aufwand und die Entwickeln der Fotos fördert. Während des gesamten Ablaufs gibt es zahlreiche Gelegenheiten, um mit den Kindern in einen Dialog zu treten, verschiedene Medien kennenzulernen und den Mehrwert der Medien erlebbar zu machen.

3.3 Die Medien-HeldInnen Ihrer Kita-Kinder kennenlernen

Sie dürfen tagtäglich erleben, wie die Kinder in Rollenspielen zur starken Pippi werden oder als Superman die Superkräfte spielen lassen, denn alle Kinder orientieren sich an Vorbildern und suchen nach starken Identifikationsfiguren.

Deshalb wirken nicht nur Menschen, sondern auch ProtagonistInnen und Figuren aus Büchern und Filmen wie Pippi Langstrumpf, Benjamin Blümchen aus Hörspielen, die Gummibärenbande aus dem Fernsehen oder viele andere aus den sozialen Netzwerken oder aus Apps auf Kinder faszinierend: Mit diesen Idolen können sie sich entweder identifizieren, oder sie lehnen sie ab. In jedem Fall bieten sie ihnen Orientierung, um mehr über das Leben zu lernen. Schließlich geht es in der kindlichen Entwicklung ja genau darum: fit fürs Leben zu werden.

Schaubild: Die 4 psychischen Funktionen von Medien-HeldInnen in der kindlichen Entwicklung

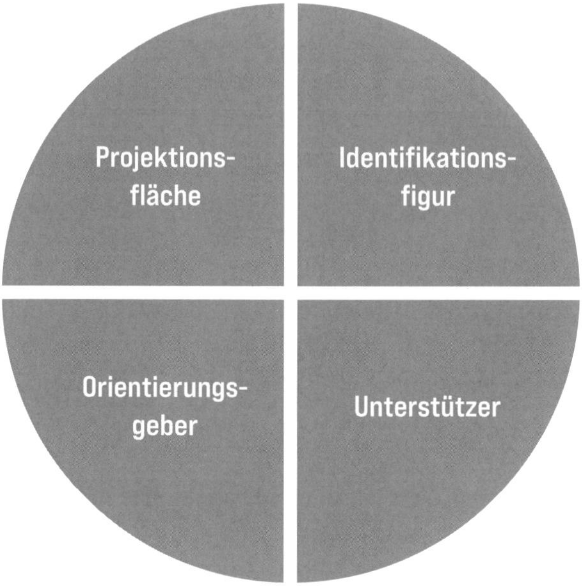

Bei der psychischen Verarbeitung der kindlichen Alltagserfahrungen sind also die Medien-HeldInnen wichtige HelferInnen. Die obige Abbildung zeigt, dass die Idole für Kinder 4 wichtige psychische Funktionen erfüllen.

Als **Identifikationsfigur** entdecken sich die Kinder in den Handlungen und Abenteuern ihrer HeldInnen selbst wieder. In der **unterstützenden Funktion** geben die Idole den Kindern Anregungen, um sich in bestimmten Situationen mit ihren Gefühlen selbst zu verstehen und zu lernen, damit angemessener umzugehen. Darüber hinaus sind Medien-HeldInnen für Kinder auch **OrientierungsgeberInnen**, um herausfordernde und neue Lebenssituationen zu bewältigen. Außerdem dienen sie den Kindern als **Projektionsfläche**, um moralisches Verhalten zu erlernen, also „Gut und Böse" voneinander zu unterscheiden, und auch, um zu erleben, was sozial erwünschtes bzw. nicht erwünschtes Verhalten ist.

Warum Sie unbedingt mehr über die Medien-HeldInnen der Kinder Ihrer Kita wissen sollten

Es ist gut für Sie und Ihr Team zu wissen, welche Medien-HeldInnen für die Kinder in Ihrer Kita gerade besonders interessant sind. Das lässt Sie nämlich erkennen, mit welchen Lebensthemen die Kinder aktuell innerlich beschäftigt sind. Außerdem erhalten Sie zusätzliche Informationen zu den individuellen Entwicklungsphasen der Kinder. Sie erfahren sowohl, welche Sorgen und Nöte die Kinder haben, als auch deren Interessen und Wünsche.

Die nachfolgende Kopiervorlage unterstützt Sie darin, den Medien-HeldInnen der Kinder weiter auf die Spur zu kommen. Listen Sie gemeinsam mit Ihrem Team die Medien-HeldInnen der Kinder in Ihrer Kita auf. Kopieren Sie dazu die Tabelle und geben Sie diese an Ihre Mitarbeitenden mit dem Hinweis aus, die Tabelle ausgefüllt bis zu einem festgelegten Termin an Sie zurückzugeben. Erstellen Sie daraus eine Gesamtübersicht, mit deren Hilfe Sie dann konkrete Aktivitäten zur Medienbildung entwickeln und planen können.

Kopiervorlage: Medien-HeldInnen der Kinder in unserer Kita entdecken

Welche Medien-HeldInnen sind für die Kinder in unserer Einrichtung derzeit wichtig?	Woher kennen die Kinder diese Medien-HeldInnen?	Diese Vermutungen haben wir bzgl. der psychischen Funktion der Medien-HeldInnen:
Beispiel: Feuerwehrmann Sam	Fernsehen	Projektionsfläche: Angst vor Feuer oder anderen Gefahren Feuerwehrmann Sam tut das Richtige in gefährlichen Situationen. Er ist der Retter. Damit wird dem Kind die Angst ein Stück weit genommen. Es gibt eine Lösung, bzw. er löst das Problem.

Wünschen sich jetzt noch mehr praktische Ideen, um die Funktionen der Medien-HeldInnen der Kinder für die pädagogische Arbeit in Ihrer Kita zu nutzen? Dann blättern Sie einfach weiter zum nächsten Kapitel, Praktische Medien-Kompetenz-Projekte. Dort finden Sie konkrete Projektideen für praktische Aktivitäten, die Sie mit den Kindern durchführen können.

Teil 4: Praktische Medienkompetenz-Projekte

Für alle hier aufgelisteten Medien-Kompetenz-Projekte gilt das Motto: Probieren Sie jede Idee intensiv aus (am besten mit den KollegInnen), bevor Sie gemeinsam mit den Kindern an den Start gehen. Die Vorteile liegen auf der Hand: Sie trainieren den Umgang mit den Materialien und Medien und bilden sich selbst dadurch kontinuierlich weiter.

4.1 Medienkompetenz-Projekt: Medien-HeldInnen als Identifikationsfiguren

4.1.1 Schaffen Sie mit dem Spielzeugtag konkrete Gesprächsanlässe über die Idole der Kinder

Sicher gibt es auch in Ihrer Kita einen Tag, an dem die Kinder ihr persönliches Lieblingsspielzeug mitbringen können. Auf diese Weise erfahren Sie schon viel über die Idole der Kinder, denn oft sind es die Medien-HeldInnen, die als Puppen, Figuren oder andere Gegenstände den Weg in die Kita finden. In dieser Projektidee dreht sich deshalb alles um die LieblingsheldInnen der Kinder in Ihrer Kita. Sie stehen bewusst im Mittelpunkt der Aktivität, weil sie ein wichtiges Lebensthema der Kinder sind und auf diese Weise im Kita-Alltag die entsprechende Wertschätzung erhalten.

4.1.2 Anleitung: So gehen Sie in 4 Schritten vor

Schritt 1: Nehmen Sie die Medien-HeldInnen der Kinder als konkreten Gesprächsanlass

Sprechen Sie die Kinder konkret auf ihre mitgebrachten Idole an. Fragen Sie die Kinder z. B.:

- „Wer ist das?“
- „Was findest du toll an ihm/ihr/XY?“

- „Was kann er/sie/es/XY besonders gut?“
- „Wann wärst du gern wie er/sie/es/XY?“
- „Was wäre dann?“

Schritt 2: Die Kinder malen, kneten und bauen ihre Medien-HeldInnen

In einem weiteren Schritt motivieren Sie die Kinder, die Idole zu malen, zu kneten oder nachzubauen. Auch daraus ergeben sich im Dialog mit den Kindern wieder interessante Gesprächsanlässe, sodass Sie mehr über die kindlichen Lebenswelten erfahren können. Setzen Sie sich dazu mit allen Kindern in einen Kreis. Jedes Kind stellt seine Zeichnung, Figur oder Konstruktion der Lieblingsheldin/des Lieblingsheldens in der Gruppe vor. Wie wäre es, wenn auch Sie im Kreis vom Lieblingsmedienheld Ihrer Kindheit erzählen? So lernen die Kinder, dass auch Erwachsene früher eigene Vorbilder hatten. Fotografieren Sie diesen 2. Schritt für Ihre Dokumentation.

Projekt: Die Kinder zeichnen, kneten und bauen ihre Medien-HeldInnen			
Altersgruppe	**Sozialform**	**Geförderte Kompetenzbereiche und Ziele**	**Benötigte Materialien / Medien**
Ab 3 Jahren	Einzeln und Gruppe	• Medienkompetenz: Die Kinder denken während des Dialogs über ihre Medien-HeldInnen nach. Sie erweitern ihr Wissen über Medien-HeldInnen, die sie noch nicht kennen, durch eigene Recherche. • Emotionale Kompetenz: Die Kinder verarbeiten ihre individuellen Medienerlebnisse sowohl sprachlich als auch kreativ-visuell. • Sprachlich-kommunikative Kompetenz: Sprechfreude und Zuhörerfähigkeiten werden gefördert. • Sensumotorische Fähigkeiten: Die Kinder trainieren ihre Auge-Hand-Koordination.	• Blätter und Stifte zum Zeichnen • Knete zum Formen • Lego oder andere Konstruktionssteine • Tablet bzw. Computer zur Recherche

Schritt 3: Die Kinder erfahren Neues über Medien-HeldInnen

Wenn ein Kind die Medien-HeldInnen der anderen Kinder nicht kennt, kommt Schritt 3 ins Spiel. Mithilfe von Kindersuchmaschinen finden die Kinder heraus, was es mit den Medien-HeldInnen auf sich hat, die sie bisher noch nicht kennen.

Tipp: Bisher gibt es noch keine direkte Kindersuchmaschine auf dem Markt, die speziell für die jüngeren Kita-Kids ab 3 Jahren gedacht ist. Deshalb empfehle ich Ihnen zunächst die Nutzung der beiden bekannten Kindersuchmaschinen www.fragfinn.de und www.blinde-kuh.de. Sie sind geeignet für die Altersgruppe der 6- bis 12-Jährigen, sodass die jüngeren Kinder unbedingt Ihre aktive Begleitung bei der Nutzung benötigen.

Schritt 4: Die Kinder erfinden eigene Medien-HeldInnen

Laden Sie die Kinder dazu ein, eigene Medien-HeldInnen zu erfinden, die all die Eigenschaften haben, die sich ein Kind wünscht. Ergänzen Sie dafür die vorhandenen Materialien, mit denen das Kind kreativ wird, indem Sie alte Zeitschriften zum Ausschneiden und Erstellen von Collagen auslegen.

Auch draußen in der Natur finden Kinder wunderbare Bastelmaterialien, um ihren ganz persönlichen Wunschhelden zu kreieren. So entsteht wieder jede Menge Sprachanlässe, wenn Sie diese anregenden Fragen stellen:

- „Welchen Namen bekommt dein Wunschheld?“
- „Was sind die Superkräfte/Eigenschaften deines Wunschhelden?“
- „Was ist dir an deinem Wunschhelden besonders wichtig?“

Tipp: Gehen Sie ohne Vorbehalte in den Austausch mit den Kindern, wenn Sie nach ihren Medien-HeldInnen fragen. Verzichten Sie auf persönliche Wertungen, sondern drücken Sie stattdessen aus, was Sie an den Idolen interessiert. Auf diese Weise vermitteln Sie den Kindern, dass Sie sie mit ihren individuellen Bedürfnissen und Gefühlen ernst nehmen.

4.2 Medienkompetenz-Projekt: Medien-HeldInnen analog und digital erfahrbar machen

Mit dem folgenden Projekt erleben und verarbeiten die Kinder ihre Gefühlswelt spielerisch medial. Nutzen Sie dazu Ihre Übersicht, die Sie aus dem Rücklauf der Checklisten „Medien-HeldInnen der Kinder in unserer Kita" auf Seite 83 aus Ihrem Team bekommen haben. Die Medien-HeldInnen, die als „UnterstützerInnen" identifiziert wurden, sind jetzt Gegenstand für die medienpraktische Anwendung, die nun folgt.

Ich habe Ihnen hier sowohl eine klassisch-analoge Aktivität als auch eine digitale Idee aufgeführt, um die Gefühlswelt der Kinder mithilfe ihrer Medien-HeldInnen zu erkunden.

4.2.1 Analoge Aktivität: Die Kinder spielen „Puppentheater" mit den eigenen Medien-HeldInnen

Altersgruppe	Sozialform	Geförderte Kompetenzbereiche und Ziele	Benötigte Materialien
Ab 3 Jahren	Gruppe	• Sprachlich-kommunikative Kompetenz: Sprechfreude und Zuhörerfähigkeiten werden gefördert. • Sensumotorische Fähigkeiten: Die Kinder trainieren ihre Auge-Hand-Koordination. • Sozialkompetenz: Die Kinder interagieren im Puppenspiel spontan miteinander. • Kreativität und Ästhetik: Die Kinder entwickeln eigene Geschichten.	• Mitgebrachte Medien-HeldInnen der Kinder oder • die gemalten bzw. gekneteten Medien-Heldinnen • Kasperletheater oder ein Tisch als Kulisse, hinter dem die Kinder als SpielerInnen verstecken spielen können • Bequeme Kissen für die ZuschauerInnen

Anleitung: So gehen Sie vor

Motivieren Sie die Kinder, mit ihren Medien-HeldInnen ganz spontan eine kleine Geschichte vorzuführen. Dabei geht es nicht um eine ausgeklügelte Dramatik, ganz im Gegenteil: Lassen Sie die Kinder frei improvisieren – wie im freien Spiel auch.

Durch die Dynamik des Puppenspiels und die Resonanz der ZuschauerInnen wachsen schnell spannende kleine Abenteuergeschichten, die alle in ihren Bann ziehen. Fragen Sie die Kinder, wer mit wem zusammen im Puppentheater ein Spielerteam bilden möchte. Idealerweise geben Sie eine Spielzeit vor – 5 Minuten dürften maximal ausreichend sein. Mithilfe eines Gongs beginnt und endet die jeweilige Vorführung. Die Krönung für die PuppenspielerInnen ist der Applaus der ganzen Gruppe.

Digitale Aktivität: Stop-Motion-Video drehen mit den eigenen Medien-HeldInnen mit der kostenlosen App „Stop Motion Studio“ für iOS und Android

Stellen Sie sich vor, Sie schauen sich einen kleinen Trickfilm an, in dem sich ein glattes DIN-A4-Blatt in kürzester Zeit in einen zusammengeknüllten Papierball verwandelt. Die Animationstechnik dahinter nennt sich „Lege-Film“ oder „Stop-Motion-Video“. Damit die Verwandlung vom Blatt in den Papierball gelingt, wird mittels App jede klitzekleine Veränderung des Papiers in seiner Form einzeln abfotografiert und als Bildfolge gespeichert. Dabei wird nur das zu fotografierende Objekt minimal bewegt, die Kamera bzw. das Tablet/Handy ist fixiert. Auf diese Weise entstehen zigfach Einzelbilder, die in der Summe später ein kurzes animiertes Video ergeben, das eine bewegte Geschichte erzählt.

Wenn die Kinder nun einen animierten Kurzfilm mit ihren Medien-HeldInnen drehen, „zerlegen“ sie die Geschichte dahinter in einzelne Bilderszenen, die sie jeweils der Reihe nach mithilfe der entsprechenden App und dem Tablet bzw. Smartphone abfotografieren.

Alters-gruppe	Sozial-form	Geförderte Kompetenzbereiche und Ziele	Benötigte Materialien/ Medien/Apps
Ab 4 Jahren	Gruppe	• Sozialkompetenz: Die Kinder arbeiten als „Filmteam“ zusammen und entwickeln gemeinsam ihre Ideen weiter. Sie erleben sich als selbstwirksam und partizipativ. Ausdauervermögen und Frustrationstoleranz werden gefördert. • Medienkompetenz: Die Kinder lernen den Umgang mit Kamera und App. • Kreativität und Ästhetik: Die Kinder gestalten die „Bildgeschichten“ sinnlich ansprechend	• Mitgebrachte Medien-HeldInnen der Kinder oder • die gemalten bzw. gekneteten Medien-Heldinnen • Tisch, auf dem die einzelnen Szenen dargestellt werden • Neutraler Hintergrund • Lampe zum Ausleuchten der Szenen • Tablet oder Smartphone • App: Stop Motion Studio • Stativ oder eine andere Halterung, um das Tablet bzw. Handy zu fixieren

Der Stop-Motion-Videodreh: Produktions-Ablauf in 6 Schritten

Schritt 1: Rollen besetzen
Legen Sie mit den Kindern die Rollen fest, die für das Erstellen des Stop-Motion-Videos benötigt werden. Folgende Rollen können besetzt werden:

- 3–4 Kinder, die die Story entwickeln
- 1–2 SpielerInnen, die die Medien-HeldInnen bewegen
- 1–2 FotografInnen
- 1 BeleuchterIn
- 1 DesignerIn für die Umgebung (Vordergrund, Hintergrund usw.)

Schritt 2: Kurze Story festlegen
Die Kinder, die miteinander die Geschichte entwickeln, suchen die Medien-HeldInnen aus, die im Video auftreten sollen. Überlegen Sie gemeinsam, worum es gehen soll. Mein Tipp: Halten Sie die Story unbedingt sehr einfach, vor allem, wenn die Kinder sehr jung sind. Am Beispiel im nächsten Schritt erkennen Sie, dass die Figur hier lediglich ihren linken Arm Stück für Stück zum Winken hebt. Diese Abfolge von

„Veränderung“ der Arm- und Handposition ist für den wirkungsvollen Trick-Film vollkommen ausreichend.

Schritt 3: Storyboard entwickeln
Malen oder fotografieren Sie gemeinsam mit den Kindern die einzelnen „Szenen“ der Story, die abfotografiert werden sollen.

Als Beispiel sehen Sie hier das Storyboard in 6 Szenen für eine Figur, die später winken soll. Auf der Grundlage dieses Drehbuchs für die einzelnen Bilder können Sie dann gemeinsam mit den Kindern die entsprechenden Veränderungen an den Medien-HeldInnen vornehmen, bevor Sie in der Stop-Motion-App starten. Wie ein solches fertiges Video aussehen kann, können Sie sich im Downloadbereich www.rechtssichere-kita.de/medien ansehen.

Beispiel-Storyboard für Ihr Stop-Motion-Video

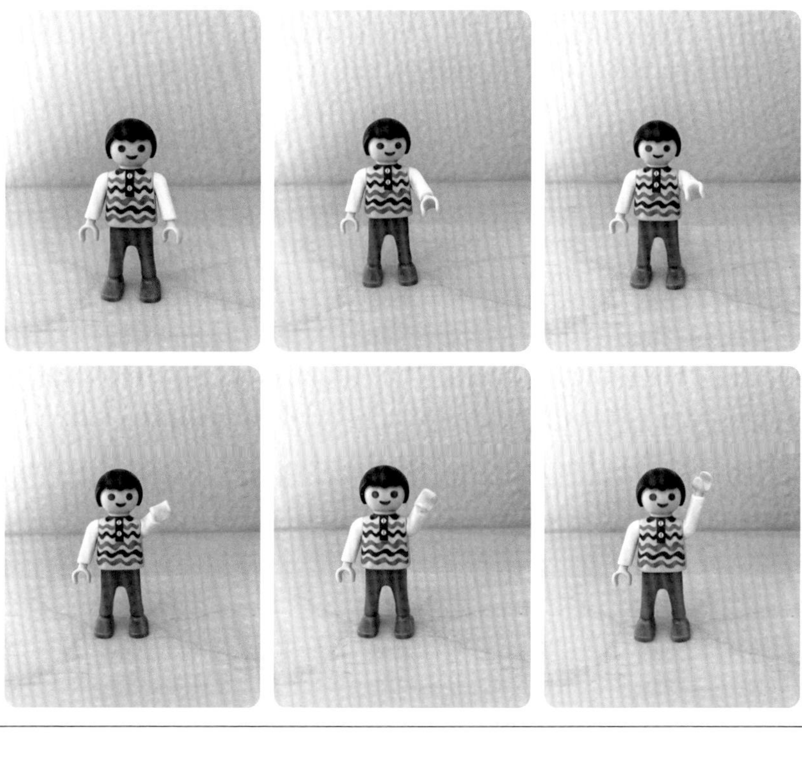

Schritt 4: Ort und Technik vorbereiten

Wählen Sie einen lichtdurchfluteten, ruhigen Ort, an dem die Kinder ihre Videogeschichte drehen. Platzieren Sie das Tablet, Smartphone oder die Kamera standfest, damit nichts verrutscht und die Bilder stets aus derselben Perspektive aufgenommen werden. So stellen Sie sicher, dass lediglich die Medien-HeldInnen sich verändern, die Blickwinkel des Bildes jedoch fixiert bleibt.

Tipp: Starten Sie allein, ohne die Kinder, einen Probelauf, in dem Sie einen eigenen kleinen Legetrick-Film mit der Stop-Motion-App drehen. So machen Sie sich spielerisch mit der Technik und den Abläufen vertraut und bieten den Kindern anschließend einen sicheren Aktionsrahmen.

Schritt 5: Vorbereitungen zum Fotografieren in der Stop Motion Studio-App

Mit Stop Motion Studio ist es auch für Ungeübte spielend leicht, selbsterklärend und in der einfachen Version auch kostenlos, kleine Animationsvideos zu drehen. Laden Sie sich dafür die App aufs Tablet oder Smartphone.

Sobald Sie nach dem Laden die App öffnen, sind Sie im Home-Modus und es erscheinen in der linken Spalte die 6 Funktionselemente sowie daneben zusätzliche 4 Fenster (siehe Bild 1). Tippen Sie auf das linke der oberen beiden Fenster (siehe Bild 2), um mithilfe eines kleinen Tutorials in 4 Schritten beispielhaft dabei zuzusehen, wie ein Animationsvideo erstellt wird.

Damit Sie noch mehr zum Videodreh erfahren, tippen Sie in der linken Spalte nun auf das Symbol der Glühbirne (siehe Bild 3). Auf der rechten Bildschirmseite öffnen sich nun weitere Fenster mit neuen Video-Anleitungen von den ersten Schritten bis hin zu passenden Sounds, die kurze und wichtige Impulse zur optimalen Nutzung der App zeigen. Wenn Sie sich ein wenig eingearbeitet haben, legen Sie einfach munter los mit einem Probelauf. Ich versichere Ihnen, dass Sie richtig viel Spaß haben werden, Ihr eigenes Video zu drehen.

Tipp: Schauen Sie sich vorab auf YouTube einige der zahlreichen Erklärfilme für Stop Motion Studio an. Neben vielen tollen Tipps und Tricks finden Sie dort auch zahlreiche coole Dreh-Ideen.

Schritt-für-Schritt-Anleitung: Folgen Sie den Screenshots, um Ihr Animationsvideo zu erstellen

1

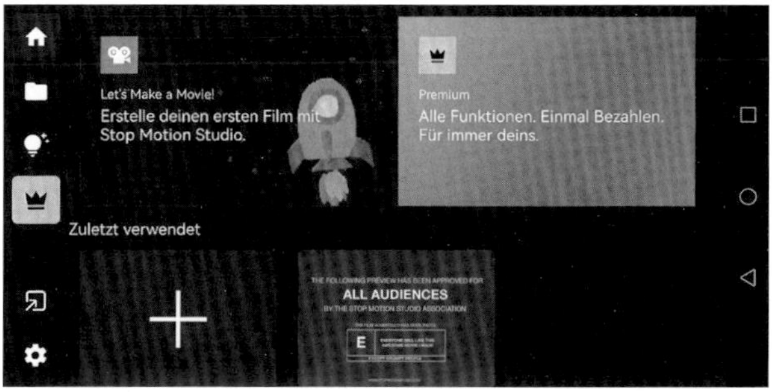

Bild 1: Home-Modus, die 6 Funktionselemente finden Sie am linken Bildrand untereinander.

2

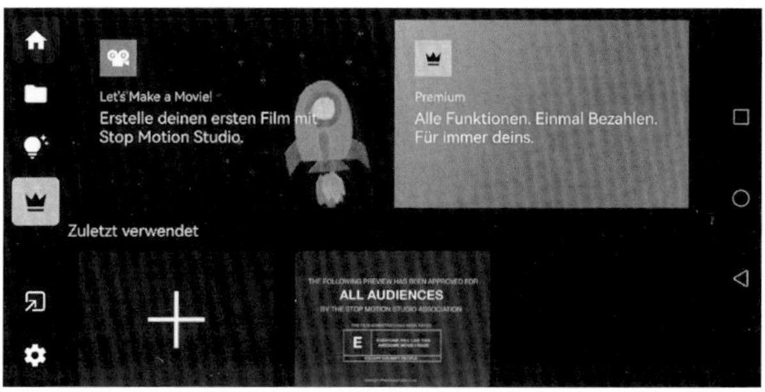

Bild 2: Mit Klick auf die Kachel mit der Rakete oben links starten Sie mit der Erstellung Ihres Videos.

3

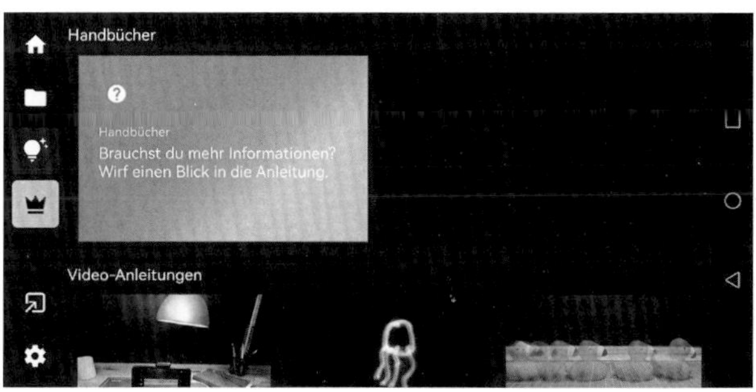

Bild 3: Das Glühbirnensymbol finden Sie in der linken Leiste in der Mitte. Klicken Sie dort für mehr Hilfestellungen.

Sobald Sie sich sicher fühlen, ist der Videodreh mit den Kindern an der Reihe.

Beachten Sie die folgenden Kriterien, damit der Dreh für die Kinder erfolgreich ist

- Wählen Sie einen Drehtag aus, an dem es in Ihrer Einrichtung weniger hektisch zugeht.
- Wählen Sie einen ruhigen Raum, in dem Sie ungestört sind.
- Vermeiden Sie Störungen, indem Sie die KollegInnen im Vorfeld informieren und ein „Bitte nicht stören"-Schild an die Tür hängen.
- Bitten Sie aus dem Kreis der KollegInnen heraus um Unterstützung, um zu zweit mit den Kindern zu arbeiten.
- Überlegen Sie gemeinsam, wie viel Zeit der Dreh maximal haben soll, gemessen an der Aufmerksamkeitsspanne der Kinder.
- Denken Sie vor: Wie können Sie beide herausfordernde Situationen mit den Kindern, die während des Drehs entstehen, auffangen? Wer übernimmt dann was? Planen Sie dafür auch einen „sanften Ausstieg" aus dem Projekt mit ein (Vertagung), sobald die Kinder überfordert sind.
- Planen Sie unbedingt ausreichende kleine Pausen ein, damit die Konzentrationsfähigkeit der Kinder nicht überstrapaziert wird.

Schritt 6: Den Videodreh starten
Führen Sie ein kurzes Briefing mit den Kindern durch, bevor der Videodreh beginnt, damit die Rollen und Abläufe klar sind. Sobald alle Fragen beantwortet sind, können Sie gemeinsam damit loslegen, Bild für Bild aufzunehmen und in der App zu speichern bzw. nachzubearbeiten, ganz nach den Wünschen der Kinder.

Dokumentieren Sie den Videodreh für die Portfolios der Kinder und führen Sie den Trickfilm in der Kita vor

Nutzen Sie alle 6 Prozessschritte des Videodrehs, um die Lernsituationen der Kinder nachvollziehbar zu dokumentieren. Halten Sie die kindlichen Interaktionen, deren Experimentierfreude und die Ergebnisse per Videomitschnitt bzw. Foto fest, um die

Portfolios der Kinder zu ergänzen. Überlegen Sie auch, wie Sie die Eltern nachträglich an dem Produktionsprozess teilhaben lassen können.

Zum Projektabschluss veranstalten Sie bestenfalls eine Filmvorführung für alle Kinder, das Kita-Team und interessierte Eltern. Moderieren Sie die Filmvorführung gemeinsam mit den Kindern an, und geben Sie im Anschluss den Eltern einen Überblick über die Bildungsziele, die Sie mit dem Projekt verfolgen. Sie können sicher sein, dass Sie auf diese Weise die skeptischen Eltern erreichen und von den positiven Lerneffekten überzeugen.

4.3 Medienkompetenz-Projekt: Der Kinder-Wetterdienst – wie die Wetter-App die Kinder bei der Wahl der richtigen Kleidung unterstützt

Sicher kennen Sie das Problem: Immer wieder gibt es Kinder, die auch bei kalten Außentemperaturen bzw. bei Regen kein entsprechendes Schuhwerk tragen. Oder der Sonnenhut bzw. die lange Hose für den Waldausflug fehlt, sodass Sie hier improvisieren müssen.

Beziehen Sie die Kinder ganz einfach in die Planung der angemessenen Kleidung mit ein. Nutzen Sie dazu die Wetter-App, die bei den meisten Smartphones und Tablets bereits vorinstalliert ist. Dabei übernehmen abwechselnd ein oder 2 Kinder den „Kinder-Wetterdienst." Sie informieren sich mit Ihrer Unterstützung in der Wetter-App über die Wettervorhersage für den nächsten Tag. Dann geben sie eine Empfehlung, unter Berücksichtigung der geplanten Aktivitäten, an die anderen Kinder aus, welche Kleidung „angesagt" ist. Diese Empfehlung erfolgt sinnvollerweise nicht nur mündlich, sondern gleichzeitig auch visualisiert.

Um das eigenständige Handeln der Kinder zu unterstützen, ist eine kleinere Magnettafel als Visualisierungsboard hilfreich. Diese bringen Sie in Augenhöhe der Kinder an, am besten im Eingangsbereich in der Nähe bzw. an der Eltern-Infowand in Ihrer Einrichtung. So ist der Kinder-Wetterdienst gleichzeitig auch ein Service für die Eltern.

Teilen Sie das Board in eine linke und rechte Hälfte. In der linken Hälfte bilden die Kinder des Wetterdienstes auf selbsthaftender, wiederverwendbarer Folie oder mit

Post-its die Wettersymbole ab, die das Wetter für den nächsten Tag symbolisieren. Auf der rechten Seite werden die entsprechenden Kleidungsempfehlungen gehängt. Auf diese Weise informieren sich die Kinder selbstbestimmt über die Empfehlungen des Kinder-Wetterdienstes.

Diese Wettersymbole werden benötigt, die Sie mit den Kindern basteln oder zeichnen:

- Sonne, Wolken
- dunkle Wolken
- Regen
- Eis
- Schnee
- Sturm
- Gewitter
- Blitze
- Hitze
- Kälte

Diese Bekleidungssymbole oder Symbole für Schutzmittel- bzw. Schutzmaßnahmen werden benötigt:

- T-Shirt mit langen und kurzen Armen
- Sonnenhut
- Schirmkappe
- Schwimmhose
- Badeanzug
- kurze Hose
- lange Hose
- Pullover
- Sweatshirt
- Schal
- Handschuhe
- Mütze
- Regenjacke
- Winterjacke
- geschlossene Schuhe
- offene Schuhe
- Sonnenschutzmittel
- Schirm
- Rucksack
- Tasche
- Trinkflasche
- Essensbox
- verschiedenes Obst

Tipp: Vorlagen für die verschiedenen Symbole finden Sie im Downloadbereich.

Die Veröffentlichung der Empfehlungen des Kinder-Wetterdienstes auf dem Board findet bestenfalls täglich zu einem fixen Zeitpunkt statt, etwa nach dem Mittagessen. Damit stellen Sie sicher, dass auch die früh abholenden Eltern auf dem aktuellen Informationsstand sind. Für die Kinder, die den Wetterdienst übernehmen, bietet die Ritualisierung ihrer Aufgabe zusätzliche Orientierung und fördert deren Selbstwirksamkeit, weil sie damit ein Stück Autonomie erfahren.

Tipp: Falls Sie in Ihrer Kita über ein digitales Info-Board im Eingangsbereich verfügen, gehört der Kinder-Wetterdienst unbedingt auf dieses Medium. Dafür ersetzen Sie die kleine Magnettafel im Eingangsbereich durch das digitale Info-Board, um hier die aktuellen Empfehlungen des Kinder-Wetterdienstes mit den Wetter- und Kleidungssymbole zu posten.

Übrigens könnten Sie hierüber auch regelmäßig die Ergebnisse aus den Medien-Kompetenz-Projekten teilen, sodass schon im Empfangsbereich Ihrer Kita jeder Besucherin/jedem Besucher klar wird: In dieser Kita gehört die Medienbildung der Kinder ganz selbstverständlich dazu!

4.4 Medienkompetenz-Projekt: Bilderbuch-Kino – wie Sie mit großen digitalen Bildern ganz einfach Sprach- und Leseförderung betreiben

Ein Bilderbuch-Kino bietet einer größeren Gruppe von Kindern die Möglichkeit, auf der Leinwand oder der Wand im Gruppenraum gemeinsam die dorthin projizierten Bilder eines Bilderbuches zu betrachten. Währenddessen lesen Sie den passenden Text dazu vor, und die Kinder genießen die großflächigen Bilder.

Altersgruppe	Sozialform	Geförderte Kompetenzbereiche und Ziele	Benötigte Materialien / Medien
Ab 3 Jahren	Gruppe	• Medienkompetenz: Medien zur Unterhaltung nutzen, Kinoerfahrung in der Gemeinschaft erleben • Kreative Kompetenz: Fantasie und Kreativität werden angeregt • Sprachlich-kommunikative Kompetenz: Sprechfreude und Zuhörerfähigkeiten werden gefördert	• Tablet oder Smartphone • Präsentations-App wie PowerPoint oder Keynote • Mobiler Beamer • Aktuelle Lieblings-Bilderbücher der Kinder • Raum, der abgedunkelt werden kann

So gehen Sie vor:

1. Fotografieren Sie zur Vorbereitung die Bilder aus dem Bilderbuch einzeln ab. Laden Sie diese in die entsprechende Präsentations-App hoch, und speichern Sie sie unter dem Namen des Bilderbuches ab.

2. Überlegen Sie, wann ein guter Tageszeitpunkt ist, um die Kinder zum Bilderbuch-Kino einzuladen. Gestalten Sie den Vorführraum gemütlich, sodass eine angenehme Atmosphäre entsteht.

3. Zeigen Sie jedes einzelne Bild eine angemessene Zeit auf der Leinwand. Lesen Sie den dazugehörigen Text langsam und mit angenehmer Stimme vor.

4. Nehmen Sie sich vorab die Zeit für mehrere Probeläufe, bis Sie der Meinung sind, dass der Ablauf so für die Kinder passt, und machen Sie sich Notizen, z. B. die Vorführzeit betreffend.

5. Untermalen Sie den Start und den Abspann der Vorführung im Bilderbuch-Kino mit geeigneter Musik, um einen ansprechenden Rahmen zu geben.

Tipp: Je jünger die Kinder sind, umso geringer ist deren Aufmerksamkeitsspanne. Starten Sie das Bilderbuch-Kino mit einem Bilderbuch, das nur wenige Seiten und wenig Text enthält, um hier auf Nummer sicher zu gehen.

Mit älteren Kindern können Sie anschließend auch gemeinsam reflektieren, z. B. über die Illustrationen oder Eindrücke, die sie während der Vorführung hatten.

Recherchieren Sie auch in Ihrer öffentlichen Bücherei, welche beliebten Kinderbücher bereits in der digitalen Form vorliegen, um auch diese für eine Bilderbuch-Kinovorführung zu nutzen.

4.5 Medienkompetenz-Projekt: Digitale Naturerkundung durch die Kameralinse

Voller Neugier entdecken die Kinder, was draußen wächst und gedeiht. Unterstützen Sie dieses kindliche Explorationsverhalten, und fotografieren Sie gemeinsam die heimische Pflanzenwelt im Außengelände, im Park oder Wald.

Altersgruppe	Sozialform	Geförderte Kompetenzbereiche und Ziele	Benötigte Materialien / Medien
Ab 3 Jahren	Einzeln und Gruppe	• Medienkompetenz: Die Kinder lernen zu fotografieren • Ökologisch-naturwissenschaftliche Bildung: Die Kinder lernen die Diversität von Pflanzen und deren Lebensräumen kennen. Sie erleben unterschiedliche Wachstumsphasen und werden für Naturphänomene sensibilisiert • Sensumotorische Fähigkeiten: Die Kinder trainieren ihre Auge-Hand-Koordination	Digitalkamera, Tablet oder Smartphone Digitale Lupe

Überlegen Sie mit den Kindern, welche Pflanzen sie fotografieren wollen. Geben Sie den Kindern eine kleine Auswahl an Kategorien, wie etwa unterschiedliche Pflanzenfarben oder -größen, vor. Auch verschiedene Orte des Pflanzenwachstums sind spannend zu entdecken, z. B. welche Pflanzen in Mauerritzen, unter Steinen, zwischen den Treppenstufen, an den Spielgeräten usw. wachsen

Eine weitere Projektmöglichkeit ist, die unterschiedlichen Stadien des Pflanzenwachstums fotografisch festzuhalten. Beziehen Sie auch hier die Kinder mit ein: Welche Pflanze soll regelmäßig fotografiert werden, um deren Wachstum im Bild festzuhalten? Besonders Erfolg versprechend ist es, wenn Sie mit den Kindern Kressesamen auf Watte ausstreuen. Halten Sie die Kressesamen und -keimlinge kontinuierlich nass, und stellen Sie diese an einen warmen Platz. Denn Kresse gehört zu den schnell wachsenden Pflanzen, sodass der Wachstumszyklus täglich im Foto abbildbar und somit für die Kinder nachvollziehbar ist.

Eine Fotoausstellung ist die Krönung der digitalen Naturerkundung: Zeigen Sie die Fotografien der Kinder auf dem digitalen Infoboard im Eingangsbereich, oder lassen Sie die Fotos eine Woche während der Bring- und Abholzeiten über den mobilen Beamer als Endlosschleife laufen.

Tipp: Sie suchen nach geeigneten Apps für Kinder zur Naturerkundung, Tier- und Pflanzenbestimmung? Hier werden Sie garantiert fündig:

1. App Zwitschomat – von iSpiny im App-Store

Das bietet die App aus dem App-Store: Vogelstimmen aufnehmen, speichern und Infos dazu erfahren, Vogellexikon. Die App funktioniert ohne Werbung und ist kostenlos.

2. App Vogelwelt NABU und NABU Insektensommer – beide Apps vom Naturschutzbund Deutschland, kostenlos für Android und iOS in den jeweiligen Stores

Heimische Vögel und Insekten mit Bildern, Beschreibungen und Vertonungen

3. BeachExplorer – von der Schutzstation Deutsches Wattenmeer https://www.beachexplorer.org/

Infos und Bilder zu heimischen Meeres- und Strandtieren. Eigene Funde können hier in eine Datenbank eingegeben werden, um die Forschungsarbeit zu unterstützen.

4. App Waldfibel – vom Bundesministerium für Ernährung und Landwirtschaft, kostenlos für Android und iOS in den jeweiligen Stores

Heimische Waldtiere und Pflanzen, Infos und Bilder sowie Tierstimmen zum Anhören

4.6 Medienkompetenz-Projekt: Digital-kreative Sprachförderung mit der App ChatterPix Kids

Mit der einfach zu bedienenden und kostenlosen App, die sowohl iOS- als auch Android-fähig ist, erwecken die Kinder Zeichnungen, Fotos und Gegenstände per Mundeinzeichnen und Sprachaufnahme zum Leben.

Übersicht: Das sind die Rahmenbedingungen für die Nutzung von ChatterPix Kids			
Altersgruppe	**Sozialform**	**Geförderte Kompetenzbereiche und Ziele**	**Benötigte Materialien**
Ab 4 Jahren	Einzel-, Paar- und Gruppenarbeit	• Medienkompetenz: Die Kinder lernen, wie sie ein Foto animieren. • Sprachlich-kommunikative Kompetenz: Sprechfreude und erzählerisches Denken werden gefördert. • Sensumotorische Fähigkeiten: Die Kinder trainieren ihre Auge-Hand-Koordination. • Kreativität: Die Kinder entwickeln und gestalten ihre eigenen „Bildgeschichten". • Sozialkompetenz: Ausdauervermögen wird gefördert	• Tablet mit der App ChatterPix Kids • Lieblingsgegenstände, eigene Zeichnungen, Alltagsgegenstände, Puppen, Stofftiere usw., die abfotografiert werden.

Anleitung: So gehen Sie vor

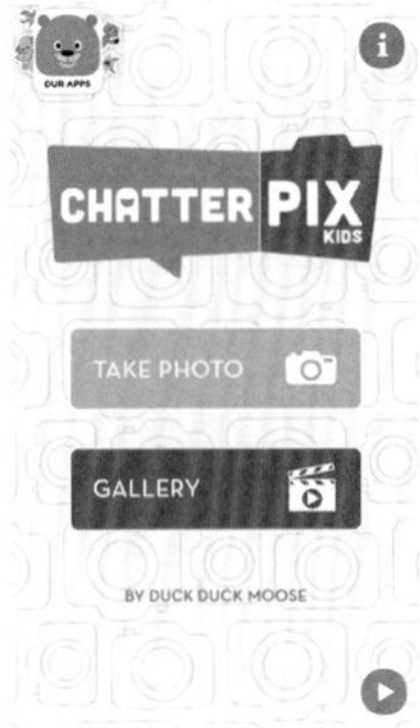

Laden Sie die App auf das Gruppen-Tablet oder Smart-Phone. Sobald Sie die App geöffnet haben, erscheint nach einem kleinen Vorspann-Film der Startbildschirm, wie im nebenstehenden Bild.

Drücken Sie dort auf den Pfeil-Knopf am unteren rechten Bildrand, und Sie werden automatisch über die 5 Schritte informiert, um ChatterPix Kids optimal zu nutzen. Die Schritte sind selbsterklärend und im Piktogramm-Stil gehalten, sodass Sie auch keine Übersetzung der englischen Schrift benötigen. Probieren Sie die App im Team aus, bevor Sie mit den Kindern starten. Ich garantiere Ihnen schon jetzt jede Menge Spaß.

4 Ideen, wie Sie die App ChatterPix Kids zur aktiven Sprachförderung der Kids nutzen können

Die lustige App ChatterPix Kids ist besonders geeignet, um Kinder in der Einzelförderung zum Sprechen zu aktivieren. Mit diesen coolen Ideen sorgen Sie garantiert für eine Menge Spaß und richtig gute Sprachanlässe.

Idee 1: Das sprechende Stofftier

Das Kind fotografiert in der App z. B. das Gesicht des Lieblingsstofftieres und zeichnet den Mund ein, der wiederum nun das ausspricht, was das Kind mittels Tonaufnahme aufspricht. So sind der kindlichen Fantasie keine Grenzen gesetzt, wenn es um die „Sprache" von Hund, Katze, Maus und allen möglichen anderen Wesen, Kuscheltieren und Gegenständen geht, die mit der App zum Leben erweckt werden. Eine Möglichkeit: Das Kind spricht den typischen Tischspruch Ihrer Kita in die App, zeichnet den Mund in das Foto des Stoffhundes ein, und schon sagt dieser: „ *Piep, Piep, Piep, wir haben uns alle lieb. Guten Appetit!*"

Idee 2: Spaß beim Nachsprechen

Eine weitere Möglichkeit ist die gezielte Sprachförderung durch Nachsprechen. Dabei geben Sie die Sätze vor, die das Kind in der App als Sprachnachricht für das Foto nachspricht und aufnimmt. Seien Sie kreativ und passen Sie Ihre Worte und Sätze dem Foto an. Geben Sie lustige Wörter und Aussagen oder auch Fantasiewörter vor, damit das Kind auch hier mit Spaß und Freude aktiv ist. Beispiel: Ein Kochtopf aus der Mensa liegt als Foto vor. Sie sprechen ein kurzes Fantasie-Rezept vor: *„Heute gibt es eine leckere Suppe aus frischen Kratzelbatzt mit grünen Hubendubeln und gelb-schwarzen Stinkerwinkern. Ich wünsche guten Appetit!“* Diesen Satz spricht das Kind „als Kochtopf“ in der App möglichst detailliert nach.

Idee 3: Lustiges Wörterraten

Drehen Sie ruhig auch mal den Spieß um: Fotografieren Sie einen Gegenstand ab, z. B. die Spülbürste oder eine Rolle Toilettenpapier. Bringen Sie diese zum Sprechen, indem Sie ein Wort oder einen kurzen Satz, Bezug nehmend auf den sprechenden Gegenstand, rückwärts aufsprechen. Für die Spülbürste z. B. „Ressaw“ (Wasser), „Ssan“ (Nass) oder „ßieh“ für (Heiß). Das Kind errät dann mit Ihrer Hilfe, um welches Wort es wirklich geht.

Idee 4: Ein eigenes Sprachrätsel erstellen

Oder fotografieren Sie einen Gegenstand und sprechen Sie ein kurzes Rätsel auf, das mit dem Gegenstand in Verbindung steht. Das Kind darf dann raten, um welches gesuchte Wort es sich handelt. Beispiel: Das Vogelhaus aus Ihrem Kita-Außengelände sagt: *„Welche Tiere kommen mich hier oben immer besuchen?“*

Tipp: Mit der App ChatterPix Kids lassen sich unzählige Ideen verwirklichen, um Kindern eine Stimme zu geben. Beispielsweise sprechen die Kinder im täglichen oder wöchentlichen Wechsel den Tischspruch zum Mittagessen ein, etwa in Verbindung mit dem Foto des jeweiligen Gruppentieres. Oder das Wochenmotto wird von den Kindern gemalt, fotografiert und aufgesprochen. Sammeln Sie auch Ideen im Team, um hier kreativ pädagogisch mit den Kindern zu arbeiten.

4.7 Medienkompetenz-Projekt: Malvorlagen für den Kita-Alltag zu digitalen Medien

Um mit Medien in Kontakt zu kommen und hier Kompetenzen zu entwickeln, besteht die Möglichkeit, den Kindern auch Malvorlagen zur Verfügung zu stellen. Die beste Möglichkeit ist es natürlich, dass die Kinder selbst das elektronische Gerät malen, jedoch kann hier mit Vorlagen Abhilfe geschaffen werden.

Malvorlagen: So gestalten sich Kinder ihre eigenen digitalen Medien		
Laptop	**Handy**	**Tablet**
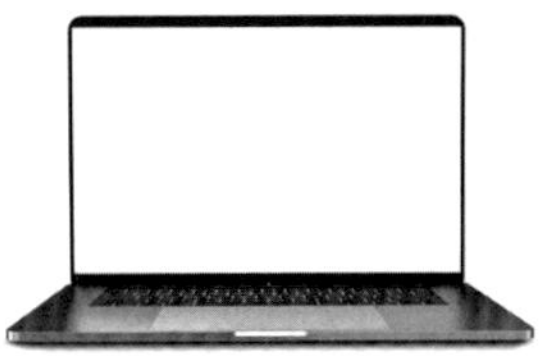	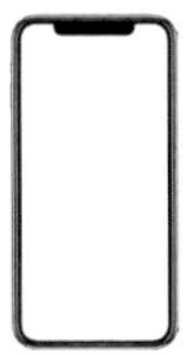	
Mit dieser Vorlage ermöglichen Sie den Kindern, selbst kreativ zu werden und ihren Desktop nach ihren Interessen zu gestalten.	Mit dieser Vorlage können sich Ihre Kinder ein Handy gestalten. Sie werden erstaunt sein, wie viel die Kinder schon kennen und wie viel Wert dieses Handy haben wird.	Mit dieser Vorlage können Ihre Kinder ihr eigenes Tablet gestalten und darauf verschiedene Apps malen, die sie schon meist recht gut kennen.
Kinder ab ca. 4 Jahren	Kinder ab ca. 3 Jahren	Kinder ab ca. 3 Jahren
Benötigte Materialien: Stifte, Drucker oder Kopierer-Stifte, eventuell dickerer Karton (um die Vorlage des Handys zu verstärken)		

Ob Laptop, Smartphone, Tablet oder auch eine Digitalkamera: Kinder gestalten sich gern ihre eigenen Geräte und finden darüber in verschiedenste Rollenspiele. Durch diese Möglichkeit können auch die Kreativität und die genauere Auseinandersetzung mit dem Gerät geschaffen werden. Durch das Bemalen der Vorlagen können auch die Interessen der Kinder genauer betrachtet und dadurch entsprechende Projekte begonnen werden.

4.8 Medienkompetenz-Projekt: Medien-Führerschein

In der Kita werden für unterschiedliche Kompetenzen in Form von Führerscheinen Urkunden an die Kinder vergeben. Dies kann auch für den Bereich „Medien“ geschehen. Hierzu haben wir Ihnen ein Beispiel in diesem Kapitel eingefügt.

Wichtig ist hier, dass Sie mit den Kindern gemeinsam besprechen, für was sie einen Führerschein machen können. Auf der Vorlage sehen Sie auch die Ausmalbilder aus dem vorherigen Kapitel. Diese Bilder würde ich die Kinder gestalten lassen, sodass die Einzigartigkeit des Führerscheins und damit noch einmal die Wertigkeit herausgestellt wird.

Besprechen Sie im Team zuvor die Inhalte, welche ich Ihnen als Beispiel aufgeschrieben habe, und ergänzen oder kürzen Sie diese passend für Ihre Einrichtung, denn jede Einrichtung ist anders und legt auf unterschiedliche Dinge Wert.

Die fertigen Urkunden können dann in der Kita feierlich überreicht werden, um ein einprägsames Erlebnis zu schaffen.

Der Medien-Führerschein

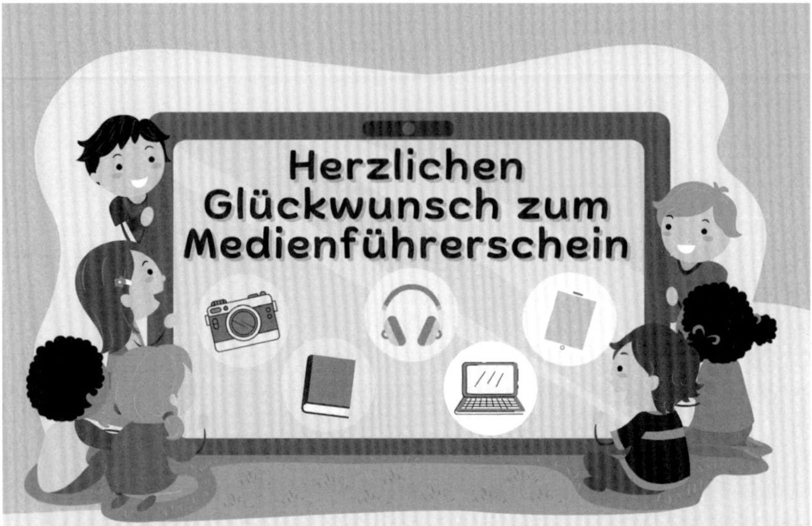

Dieser Medienführerschein gehört: ____________________

Das sind die 11 wichtigsten Regeln:

1. Ich trage das Mediengerät mit beiden Händen
2. Ich arbeite nur mit sauberen Händen daran und stelle zuvor die Sanduhr für 5 Minuten.
3. Ich arbeite nur im Sitzen mit dem Tablet/Tip Toi.
4. Ich arbeite mit der Digitalkamera auch im Laufen.
5. Ich entferne nicht die Schutzhülle.
6. Ich esse und trinke nicht, wenn die Medien in der Nähe sind.
7. Ich fotografiere keine anderen Kinder, ohne ihre Erlaubnis.
8. Ich arbeite nur mit den Apps, die ich benötige.
9. Ich lösche keine Apps.
10. Ich lösche keine Fotos von Anderen.
11. Ich gehe vorsichtig mit den Medien um.

Ich habe die Regeln verstanden und bin damit einverstanden:

____

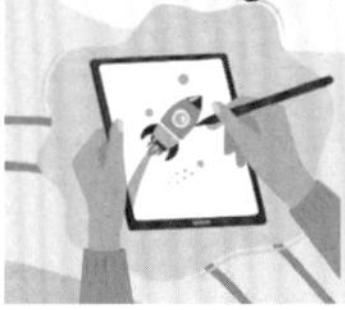

____
KiTa

____
Ort, Datum

4.9 Medienkompetenz-Projekt: Alte und defekte Medien sinnvoll in der Kita nutzen

Medien wie beispielsweise alte Handys, Telefone, Laptops oder auch Tastaturen sind ideale Objekte, um nach Herzenslust und mit allen Sinnen diese zu entdecken. Kinder können dadurch Schlussfolgerungen ziehen, die Geräte genauer kennenlernen und diese in ihre Einzelteile zerlegen. Sie können dabei die Erfahrung machen, dass Medien weder Lebewesen noch magische Objekte sind, sondern von Menschen gemacht werden. Das ist ein wichtiger Schritt auf dem Weg zu verstehen, was Medien sind und wie diese funktionieren. Ihre Aufgabe besteht darin, Fragen aufzugreifen, die während des Entdeckungsprozesses aufkommen, und gemeinsam mit den Kindern Antworten zu finden. Dabei können Sie auch das Internet nutzen, um gemeinsam Antworten zu suchen. Es ist vollkommen in Ordnung, wenn Sie nicht alles wissen, denn schließlich ist es nicht Ihr Fachgebiet. Wichtig ist, den Kindern zu zeigen, welche Möglichkeiten es gibt, die gewünschten Antworten zu finden.

Tipp: Legen Sie sich im Vorfeld Materialien bereit – wie einen Schraubenzieher, einen kleinen Hammer, Schüsseln und Handschuhe. Dadurch können Sie auf jede Situationen reagieren und haben das passende Material parat.

Ein weiteres Medium, das meist schon in Vergessenheit geraten ist, ist eine Schreibmaschine. Viele Einrichtungen haben in ihren Kellern noch alte Schreibmaschinen. Gerade dieses Medium bietet den Kindern eine neue Möglichkeit, ihre geschriebenen Dinge sofort zu sehen und diese Form des Schreibens noch kennenzulernen.

Wenn Sie keine Schreibmaschine haben, fragen Sie in der Elternschaft nach, ob Ihnen ein Elternteil oder auch die Großeltern diese ausleihen bzw. vielleicht sogar auch schenken möchten.

Tipp: Bieten Sie dieses Projekt für maximal 4 Kinder an, und wählen Sie die ältesten Kinder aus, die über feinmotorische Fähigkeiten und Interesse am Auseinandernehmen von Geräten verfügen.

4.10 Medienkompetenz-Projekt: Erstellen Sie mit der Digitalkamera ein pädagogisches Fachkräfte-Memory

Gerade in einer großen Kita haben die Kinder oft Probleme, alle Mitarbeitenden mit Namen zu kennen. Gleichzeitig experimentieren Kinder gern mit der Digitalkamera und möchten besondere Aufgaben lösen. Vor allem für die Schulanfänger ist dies eine hervorragende Idee, bei der Sie das Namensproblem und die Experimentierfreude zusammenbringen.

- **Alter:** 5–6 Jahre
- **Was wird benötigt?** Digitalkamera, Laptop/Tablet, Kartons, Schere, Kleber, Bleistift

Schritt 1: Bilden Sie mit den Kindern eine Projektgruppe, die für das Memory zuständig ist. Ihre erste Aufgabe ist es, alle pädagogischen Fachkräfte zu fotografieren. Hier können auch gern Küchenkräfte, Hausmeister und andere Personen, die sich viel im Haus aufhalten, fotografiert werden.

Tipp: Denken Sie dabei auch an den Datenschutz und holen Sie sich von allen Mitarbeitenden die Erlaubnis ein, dass Sie diese fotografieren und in das Memory einfügen dürfen.

Schritt 2: Nun müssen die Fotos auf den Laptop/das Tablet gezogen und überprüft werden, ob von jedem eins dabei ist.

Schritt 3: Falls Sie es nicht schaffen, technisch die Fotos auf den Laptop zu bringen, wählen Sie über die Digitalkamera die passenden Fotos mit den Kindern gemeinsam aus.

Schritt 4: Nun können Sie mit den Kindern gemeinsam in einen Fachmarkt gehen und die Fotos ausdrucken oder auch in der Kita, aber bedenken Sie, dass die Qualität meist nicht so gut ist. So lernen die Kinder, wie ein Foto entwickelt wird bzw. aus der Maschine kommt. Nutzen Sie, sofern es preislich für Sie machbar ist, den Sofortdruck, damit Sie in der Kita direkt weiterarbeiten können.

Tipp: Sie brauchen 2 Fotos von jeder Person, damit das Memory auch später gespielt werden kann.

Schritt 5: Schneiden Sie am besten aus Pappkarton ein passendes Quadrat aus und geben Sie dieses den Kindern. Die Kinder können ihr ausgeschnittenes Quadrat für die restlichen Quadrate als Vorlage nutzen. Die Kinder sollen hierzu das Quadrat auf den Karton legen und mit einem Bleistift die Umrandung nachzeichnen. Danach müssen diese so vorgezeichneten Quadrate ausgeschnitten werden.

Schritt 6: Die Fotos können nun auf die ausgeschnittenen Quadrate aus Karton geklebt werden, wichtig ist hierbei, dass sich diese nicht unterscheiden und alle gleich aussehen. Am besten, Sie schneiden die Kartons mit einer Schneidemaschine im Vorfeld zu.

Schritt 7: Das Spiel kann beginnen, denn ich gehe davon aus, dass Ihnen die Regeln eines Memoryspiels bekannt sind. Wer die meisten Paare findet, hat gewonnen. Viel Spaß!

Teil 5: So nehmen Sie die Eltern in Bezug auf digitale Medien mit

Die Verantwortung hinsichtlich der Heranführung der Kinder an digitale Medien liegt bei der Kita und den Eltern gleichermaßen. Das bedeutet: Sowohl der Familie als auch der Kita kommen verschiedene Rollen in Bezug auf die Heranführung und Begleitung der Kinder an digitale Medien zu. Dabei ist es bedeutsam, die Kompetenzen der Kinder und die Entwicklung zu begleiten, um eine Überforderung zu vermeiden. Eine positive Beziehung auf Augenhöhe zwischen Ihnen, Ihrem Team und den Eltern ist wesentlich für Ihre Arbeit in der Kita. Ich rate Ihnen, unvoreingenommen und offen der familiären Mediennutzung entgegenzutreten.

In der folgenden Tabelle finden Sie eine Übersicht darüber, wie unterschiedlich die Kindheit durch die Digitalisierung erlebt werden kann und wie Erziehungsstile darauf ihren Einfluss nehmen. Nehmen Sie am besten die Tabelle mit in Ihre nächste Teambesprechung. Diskutieren Sie über die Vor- und Nachteile der Erziehungsstile und thematisieren Sie die Unterschiede und welche Aspekte welcher Stile Sie im Team favorisieren.

Übersicht: Erziehungsstile in Bezug zum digitalen Zeitalter			
Typ 1	**Typ 2**	**Typ 3**	**Typ 4**
Laisser-faire	**Ängstlich bewahren – der Reglementierer**	**Freundschaftlich-liberal**	**Kindzentrierte Aktive**
• Eltern zeigen wenig Interesse an Themen und Bedürfnissen ihrer Kinder • Handynutzung ihrer Kinder wird als unsinnig empfunden • Sehr hoher Stellenwert des Handys bei den Kindern • Familienkommunikation kaum vorhanden • Regeln und Sanktionen gibt es so gut wie keine • Elterliche Handynutzung gering und wenig kompetent	• Bedürfnisse der Kinder werden bewusst ignoriert • Eltern sind sich der Bedeutung des Handys für die Kinder bewusst, sehen selbst aber kaum Potenziale darin • Eltern: ausgeprägte Gefahrenperspektive • Technische Ausstattung der Kinder ist gering • Zahlreiche Regeln und Verbote, Ergänzung durch Kontrollmaßnahmen • Kaum gemeinsame Nutzung und Kommunikation	• Antiautoritäre und freundschaftliche Haltung gegenüber den Kindern • Kindliche Perspektive und Bedürfnisse werden nachvollzogen, allerdings nicht in besonderem Maße unterstützt • Kinder und befragte Eltern beschreiben sich als Vielnutzer • Es gibt bewusst nur wenige und situative Regeln	• Eigenverantwortliche Handynutzung und altersgerechter Umgang im Vordergrund • Positive Gesprächskultur im Umgang mit handyrelevanten Themen • Umfassende Reglementierungen und Kontrollmechanismen • Eltern zeigen hohe Handyaffinität • Eltern informieren sich über Handy • Hoher Reflexionsgrad und Besprechung von Risiken

5.1 Machen Sie sich ein Bild über die Mediennutzung im häuslichen Umfeld der Kinder mit dieser Elternbefragung

In vielen Kitas hat sich eine jährliche Umfrage etabliert. Nutzen Sie diese Befragung, um das Thema „Medien“ aufzugreifen und die Mediennutzung der Kinder zu Hause kennenzulernen. Bestehen Unsicherheiten oder Ängste seitens der Eltern, können Sie so mehr darüber erfahren und diese in der Kita aufgreifen. Die Ausgangslage kann festgehalten und die Themen der Eltern können gezielt aufgegriffen werden.

Tipp: Immer in Absprache mit dem Träger umsetzen, da diese natürlich auch von Eltern dazu angesprochen werden könnten.

Über die Befragung erhalten Sie einen Überblick, welchen Standpunkt die Eltern haben, indem Sie erfragen, ob die Eltern einen Elternabend zu dem Thema wünschen. Im Umgang mit Medien innerhalb der Familie können Eltern verunsichert sein und hier den Bedarf nach Unterstützung über eine Befragung verdeutlichen. Gerade zu dem Thema „Mediennutzung in der Familie" ist es ratsam, eine/n externe/n Referentin/Referenten ins Haus zu holen, um hier fachlichen Input zu erhalten.

Für die Befragung können Sie das folgende Muster verwenden:

Mustervorlage: Elternbefragung zum Thema „Medien"

Liebe Eltern,

Medien wie Smartphones oder Tablets sind allgegenwärtig und wichtiger Bestandteil unseres Alltags. Kinder werden in diese digitale Welt hineingeboren und müssen mit ihr umgehen. Die Kita *Sonnenschein* möchte gern mehr über Ihren Medienalltag in der Familie erfahren, da wir künftig mehr Angebote zu dem Thema für Sie und Ihre Kinder anbieten möchten, um Ihre Kinder bestmöglich und in einem sicheren Rahmen an die Mediennutzung heranzuführen. Selbstverständlich möchten wir dabei die aktuelle Situation und den Entwicklungsstand Ihrer Kinder berücksichtigen und Ihre Erfahrungen mit einfließen lassen.

Die Ergebnisse der Befragung helfen uns einzuschätzen, wo die Bedarfe liegen. Vielen Dank für Ihre Unterstützung!

Sollten Sie mehrere Kinder bei uns in der Kita haben, dürfen Sie den Bogen gern mehrfach ausfüllen.

Die Umfrage ist bis zum *25.08.* in den Kita-Briefkasten einzuwerfen.

Die Teilnahme an dieser Umfrage erfolgt anonym. Wir erheben Informationen zu Ihrer Person und Ihrem Alter, um die Befragung besser auswerten zu können. Zur Veröffentlichung werden die Ergebnisse zusammengefasst. Das Ausfüllen des Fragebogens geschieht auf freiwilliger Basis.

Mustervorlage: Elternbefragung zum Thema „Medien“

Wie alt sind Sie? Mutter___ Vater_____

1. Wie alt ist Ihr Kind? _____

2. Welche Medien sind in Ihrem Haushalt vorhanden? Bitte ankreuzen.

Gerät	**Im Haushalt vorhanden**	**Nutzt mein Kind manchmal**	**Nutzt mein Kind regelmäßig**
PC/Laptop			
Tablet			
Smartphone			
Spielkonsole			
TV			
Radio			
Digitale Assistenten (Alexa …)			
SMART-Toys (vernetzte Spielzeuge)			
Tiptoi®			
Toniebox			
Digitalkamera			
Sonstiges:			

3. Bitte kreuzen Sie an, wie häufig Ihr Kind in etwa folgende Mediennutzung zeigt:

	Nie	**Manchmal**	**Regelmäßig**
Unterhaltungsspiele			
Lernspiele			
Fotos ansehen			
Fotografieren			

Mustervorlage: Elternbefragung zum Thema „Medien“			
Musik/Hörspiele hören			
Filme/Videos ansehen			
4. In welchen Situationen überlassen Sie Ihrem Kind digitale Geräte?			
	Nie	**Manchmal**	**Regelmäßig**
Um Wartezeit zu überbrücken			
Wenn sich das Kind langweilt			
Zur Lernunterstützung			
Um selbst Zeit für anderes zu haben			
Als gemeinsame Familienzeit			

5. Wie sicher sind Sie selbst im Umgang mit Medien?
Auf einer Skala von 1 (unsicher) bis 10 (sehr sicher)

1	2	3	4	5	6	7	8	9	10

6. Ab welchem Alter sollte Medienbildung Ihrer Meinung nach beginnen? Ab ______Jahren

7. Wünschen Sie sich persönlich oder für die Familie Unterstützung oder Veranstaltungen zu Medienthemen?

8. In welcher Form wünschen Sie sich Unterstützung?

- Online-Beratung
- Telefonische Beratung
- Persönliche Beratung
- Austausch unter anderen Eltern in der Kita
- Regelmäßige Informationen über einen Newsletter in der App oder per E-Mail

Sonstiges____________

9. Was möchten Sie uns noch mitteilen?

Vielen Dank für Ihre Unterstützung, Ihr Team der Kita ______________

So erhalten Sie einen tollen Blick darüber, wie es bei den Kindern in puncto Mediennutzung zu Hause aussieht und worauf Sie als Kita den Fokus legen sollten. Hat beispielsweise die Mehrheit der Kinder zu Hause keinen Zugriff auf ein Tablet oder Laptop, dann wäre es sinnvoll, für entsprechende Geräte in der Kita zu sorgen und den Fokus auf Projekte zu legen, die diese Medien einbinden.

Stellen Sie fest, dass viele Kinder schon ein Tablet zu Hause haben, könnten Sie die Eltern im nächsten Schritt befragen, welche Apps sie nutzen, und diese ggf. auch in Ihrer Kita implementieren. Werden Sie kreativ und überlegen Sie sich, was Ihre Kita gerade benötigt, um die Medienarbeit zu ergänzen.

5.2 Eltern sind Vorbilder in der Mediennutzung

Jedes Kind schaut zu seinen Eltern hoch, beobachtet ihre Verhaltensweisen, Vorlieben und Handlungen. So ist es auch beim Umgang mit Medien. Vielen Eltern ist nicht bewusst, dass sie mit ihrem Handeln und Tun Vorbild für die Kinder sind. Dabei lernen die Kinder den Umgang mit Medien vorrangig über die Familie. Wenn dort den ganzen Tag über das TV läuft oder der PC eingeschaltet ist, wenn die Eltern abends oft am Tablet spielen, prägt das das Kind nachhaltig, auch wenn es die Medien noch nicht selbst aktiv nutzt. Es wird davon berieselt und erlebt einen eher unreflektierten und unachtsamen Umgang damit. Je jünger ein Kind ist, umso abhängiger ist es von den Eltern, weil es sich sein eigenes Tun noch nicht aktiv aussuchen kann. Das bedeutet: Wenn die Eltern nur vor dem TV sitzen, macht es das kleine Kind unweigerlich auch.

Nutzen Sie positive Formulierungen

Wenn Sie das Gespräch mit den betroffenen Eltern suchen, ist es wichtig, positive Formulierungen zu wählen. Vermeiden Sie negative Aussagen, die Eltern verunsichern oder kritisieren. Konzentrieren Sie sich stattdessen auf die positiven Aspekte und sprechen Sie die Vorteile einer ausgewogenen Mediennutzung an. Zum Beispiel können Sie betonen, wie wichtig es ist, Zeit miteinander zu verbringen und gemeinsam zu spielen.

Nutzen Sie die nachfolgenden Argumentationshilfen, um Eltern im Gespräch zu verdeutlichen, dass ihre Mediennutzung das Verhalten der Kinder stark prägt und dies bereits in der Bringzeit beginnt.

Argumentationshilfen: Anregungen für eine gelungene Argumentation in Elterngesprächen

Situation	Gefahr	Argumente
Mütter oder Väter telefonieren während des Bringens oder Abholens die ganze Zeit mit ihrem Handy.	Das Kind bekommt den Eindruck, den Eltern nicht besonders wichtig zu sein. Es werden zu wenig Eindrücke und Emotionen ausgetauscht. Die Bindung kann darunter leiden.	*„Ich habe bemerkt, wie sehr Ihr Kind sich auf Sie freut, wenn Sie es abholen. Es ist wichtig, dass Sie diese Momente genießen und sich auf das besondere Band konzentrieren, das Sie mit Ihrem Kind haben.“*
Kinder bekommen auf Wunsch jederzeit das Handy der Eltern in die Hand gedrückt, beispielsweise auch beim Anziehen.	Kinder sind ständig abgelenkt, bekommen zu wenig von ihrer Umwelt mit und verpassen wichtige Schritte in die Selbstständigkeit, etwa beim Anziehen. Sie lernen es nicht, mit Leerlauf und Langeweile umzugehen, und ihr Gehirn kann Dinge schlechter verarbeiten, wenn ihnen keine Zeit dazu gegeben wird.	*„Was halten Sie davon, auszuprobieren, dass Ihr Kind sich selbst anzieht? Das kann es schon ganz gut. Legen Sie Ihr Handy doch kurz weg, dann kann Ihr Kind sich besser konzentrieren.“*
Die Eltern sind sehr mit ihrem Smartphone beschäftigt, z. B., während das Kind im Kinderwagen sitzt.	Die Kinder erhalten zu wenig Ansprache und Aufmerksamkeit. Wichtige Gelegenheiten zur Beziehungsgestaltung und für Lernsituationen werden verpasst.	*„Uns ist aufgefallen, dass Sie sehr viel mit Ihrem Smartphone beschäftigt sind – das geht vielen so. Können Sie vielleicht versuchen, dies etwas zu reduzieren, wenn Ihr Kind dabei ist? Es braucht Sie sehr – um sprechen zu lernen und sich geborgen zu fühlen.“*
Kinder erzählen von sehr viel Medienkonsum zu Hause, auch von Figuren aus Serien, die erst für sehr viel ältere Kinder gedacht sind.	Kinder, die zu viel fernsehen oder Videos schauen, haben oft zu wenig Bewegung. Ihr Gehirn hat Schwierigkeiten, das Gesehene zu verarbeiten. Serien für ältere Kinder oder Erwachsene überfordern jüngere Kinder emotional.	*„Ich weiß, dass digitale Medien in der heutigen Zeit allgegenwärtig sind, und ich möchte sicherstellen, dass Ihr Kind in der Lage ist, eine gesunde Balance zwischen digitaler und nicht digitaler Zeit zu finden.“*

So reagieren Sie auf kritische Eltern

Es kann vorkommen, dass Eltern sich trotz Ihrer Empfehlungen nicht einsichtig zeigen und die Bedeutung einer ausgewogenen Mediennutzung nicht anerkennen. In diesem Fall ist es wichtig, nicht zu diskutieren oder zu argumentieren. Stattdessen sollten Sie deutlich machen, dass Ihre Bedenken und Empfehlungen auf der Grundlage von wissenschaftlichen Erkenntnissen und Erfahrungen in der Kinderbetreuung basieren. Betonen Sie, dass Sie das Wohl des Kindes im Blick haben und dass eine ausgewogene Mediennutzung ein wichtiger Bestandteil davon ist. Seien Sie dabei stets höflich und respektvoll im Umgang mit den Eltern. Wenn Sie merken, dass das Gespräch in eine Sackgasse führt, können Sie anbieten, das Thema bei einem späteren Termin erneut aufzugreifen oder zusätzliche Informationsmaterialien zur Verfügung zu stellen.

5.2.1 Steuern Sie mit diesem Elternbrief die Smartphone-Nutzung der Eltern in Ihrer Kita

Viele Eltern benutzen ihre Handys beim Bringen und Abholen der Kinder ganz selbstverständlich. Dabei entgehen den Eltern in diesen wenigen Minuten des Tages ganz viele Momente, in denen sie staunen, sich über ihr Kind freuen oder manchmal auch ärgern könnten. Auf alle Fälle sind es Momente, die so nie wieder passieren. Machen Sie die Eltern mit dem hier abgedruckten Elternbrief auf diese Momente aufmerksam – ich konnte damit bereits gute Erfahrungen sammeln:

Mustervorlage: Elternbrief zur Smartphone-Nutzung in der Kita

Liebe Eltern,

die Bring- und Abholzeit ist für Ihr Kind eine besonders wertvolle Zeit. Diese Zeit können Sie nicht mit dem Handy festhalten oder nachholen und in ein paar Jahren ansehen. Wenn Sie Ihr Kind morgens zu uns in die Kita bringen, ist es meist noch etwas verschlafen und besonders anhänglich. Ihr Kind braucht noch ein wenig Zuwendung von Ihnen, damit es sich gut lösen und bei uns aktiv in den Tag starten kann. Gönnen Sie sich und Ihrem Kind diese 10 Minuten am frühen Morgen, in denen weder das Büro wichtig ist noch die Facebook-Gruppe oder der nächste Instagram-Post. Schenken Sie Ihrem Kind diese 10 Minuten Zeit und sich selbst eine kleine Auszeit von den sozialen Medien. Es gibt nichts, was nicht 10 Minuten warten kann, bis Sie Ihr Kind verabschiedet haben und sich vor der Kita wieder dem Smartphone widmen können.

Wenn Sie Ihr Kind aus der Kita abholen, hat es einen ganzen Tag voller Erlebnisse hinter sich. Es freut sich, Sie zu sehen, und will Ihnen das zeigen. Freuen Sie sich auch auf Ihr Kind? Garantiert! Dann zeigen Sie es ihm, indem Sie auch beim Abholen 10 Minuten ganz bewusst das Handy in der Tasche lassen. Im Büro würden Sie auch nie mit dem Handy in der Hand Besucher begrüßen, Geschäftspartner vom Bahnhof abholen oder an der Kasse kassieren. Schenken Sie Ihrem Kind diese Zeit und Wertschätzung.

Wir wissen natürlich, wie wichtig Vernetzung und soziale Medien im Berufsleben sind. Allerdings ist das Aufwachsen der Kinder ebenfalls wichtig, und diese Zeit können Sie nie mehr nachholen. Der Moment, in dem Janine beim Abholen mit den ersten Schritten noch unbeholfen auf Sie zuwackelt. Oder wenn Malte Ihnen voller Stolz seine ersten, selbst gesammelten Pferdehaare zeigen möchte. Verpassen Sie diese kleinen Momente nicht, nur weil Sie gerade mit dem Handy beschäftigt sind.

Herzlichst, Ihre Kita „Sonnenschein“

5.3 Organisieren Sie für Eltern einen Informationsabend zum Thema „Mediennutzung in der Familie“

Als Kita-Leitung oder ErzieherIn tragen Sie eine wichtige Verantwortung, Eltern dabei zu unterstützen, eine gesunde und kindgerechte Mediennutzung in der Familie zu fördern. Ein Informationsabend kann hierbei eine ideale Möglichkeit bieten, um Eltern Tipps und Ratschläge zu geben, wie sie ihre Kinder im Umgang mit digitalen Medien unterstützen können.

5.3.1 Wie Sie den Informationsabend strukturieren

1. Beginnen Sie den Informationsabend mit einer Einführung, die einen **Überblick über die aktuellen Entwicklungen in der Mediennutzung** gibt. Stellen Sie den Eltern die verschiedenen Möglichkeiten der Mediennutzung für Kinder vor, und verdeutlichen Sie die Chancen und Risiken, die damit einhergehen.

2. Geben Sie den Eltern konkrete **Tipps für eine gesunde und kindgerechte Mediennutzung** im Alltag. Hierbei können Sie auf aktuelle Studien eingehen, die belegen, welche Auswirkungen eine übermäßige Mediennutzung auf die kindliche Entwicklung haben kann. Präsentieren Sie Alternativen für Kinder, um sich auch ohne digitale Medien zu beschäftigen, und geben Sie konkrete Beispiele für gemeinsame Aktivitäten.

Tipp: Vermitteln Sie den Eltern, dass eine gesunde und kindgerechte Mediennutzung in der Familie kein Verzicht auf digitale Medien bedeutet. Vielmehr geht es darum, ein Bewusstsein für die Risiken und Chancen zu schaffen und gemeinsam mit den Kindern einen verantwortungsvollen Umgang mit Medien zu erlernen.

3. Auch die **Medienerziehung** sollte ein wichtiger Bestandteil des Informationsabends sein. Zeigen Sie den Eltern, wie sie ihre Kinder im Umgang mit Medien unterstützen und welche Rolle sie dabei spielen können. Betonen Sie auch die Bedeutung von Vorbildfunktionen und gemeinsamen Medienerlebnissen.

4. Neben diesen Aspekten sollten auch die **rechtlichen Aspekte** angesprochen werden. Geben Sie den Eltern einen Überblick über die Regeln bei der Nutzung von Medien für Kinder und welche Verantwortung sie dabei tragen. Gehen Sie auch auf den Datenschutz und Sicherheit im Internet ein.

5. Wichtig ist, dass der Informationsabend nicht nur einseitig präsentiert, sondern Raum für Diskussion und Austausch bietet. Lassen Sie die Eltern ihre Fragen und Bedenken äußern, und erarbeiten Sie gemeinsam mit anderen Eltern und Fachleuten Lösungen.

5.3.2 Holen Sie für den Elternabend Unterstützung durch Medienexperten

Um alle Fragen und Probleme der Eltern beantworten zu können, empfehlen wir Ihnen, Experten für Gastvorträge einzuladen, um den Informationsabend zum Thema „Mediennutzung in der Familie" zu optimieren. Hierfür gibt es verschiedene Möglichkeiten, wie z. B.:

- Medienzentren: Medienzentren sind Einrichtungen, die Schulen und Kitas in Fragen der Mediennutzung unterstützen. Dort arbeiten MedienpädagogInnen, die sich mit den neuesten Entwicklungen in der digitalen Welt auskennen und fundierte Ratschläge geben können.
- Experten vom Jugendamt: Das Jugendamt ist eine weitere Anlaufstelle für Eltern, die Fragen und Probleme im Zusammenhang mit der Mediennutzung ihrer Kinder haben. Hier arbeiten SozialpädagogInnen und Fachkräfte, die sich mit allen Aspekten der Kindererziehung auskennen und eine umfassende Beratung bieten können.
- Vereine und Organisationen: Es gibt viele Vereine und Organisationen, die sich mit dem Thema „Mediennutzung" auseinandersetzen. Hierzu gehören z. B. der Deutsche Kinderschutzbund oder die Stiftung Lesen. Diese Einrichtungen können ebenfalls als Gastredner eingeladen werden, um den Eltern wertvolle Tipps und Ratschläge zu geben.

Durch die Einbindung von Experten können Sie sicherstellen, dass der Informationsabend zum Thema „Mediennutzung in der Familie" optimal gestaltet wird und alle Fragen und Probleme der Eltern ausreichend besprochen werden. Zudem signalisieren Sie den Eltern, dass Sie sich aktiv um ihre Anliegen kümmern und sich für eine verantwortungsvolle Mediennutzung in der Familie einsetzen.

Mustervorlage: Einladung zum Eltern-Informationsabend zum Thema „Medien in der Kita"

Liebe Eltern,

wir laden Sie herzlich zu unserem Informationsabend zum Thema „Mediennutzung in der Familie" ein.

Datum: 08.07.
Uhrzeit: 19:00 bis 21:00 Uhr
Ort: Kita „Sonnenschein", Gruppenraum der Bären

In einer digitalen Welt, in der Smartphones, Tablets und Co. allgegenwärtig sind, möchten wir Ihnen konkrete Tipps und Ratschläge geben, wie Sie Ihre Kinder im Umgang mit digitalen Medien in Ihrem Familienalltag unterstützen können.

Gemeinsam mit Fachleuten möchten wir Ihnen einen Überblick über die aktuellen Entwicklungen in der Mediennutzung geben und Ihnen zeigen, wie Sie eine gesunde und kindgerechte Mediennutzung im Alltag fördern können. Wir werden auf Alternativen für Kinder eingehen, sich auch ohne digitale Medien zu beschäftigen, sowie die Bedeutung von Vorbildfunktionen und gemeinsamer Mediennutzung thematisieren.

Wir möchten Ihnen auch zeigen, welche Regeln bei der Nutzung von Medien für Kinder gelten und welche Verantwortung Sie dabei tragen. Datenschutz und Sicherheit im Internet sind ebenfalls wichtig.

Der Informationsabend bietet selbstverständlich auch genügend Zeit für die Diskussion und einen persönlichen Erfahrungsaustausch, damit Sie Ihre individuellen Fragen stellen können und sich mit uns, anderen Eltern und unseren eingeladenen Fachleuten besprechen und beraten können.

Wir freuen uns darauf, Sie zu unserem Informationsabend begrüßen zu dürfen und mit Ihnen gemeinsam eine gesunde und kindgerechte Mediennutzung in der Familie zu fördern.

Bitte teilen Sie uns für die Planung bis zum 1. Juni mit, ob Sie an dem Informationsabend teilnehmen werden.

Ihre
Kita-Leitung Karin Musterfrau

5.4 Elternkommunikation über digitale Medien

Eine wesentliche Säule einer guten Bildungsarbeit in der Kita ist das persönliche Gespräch zwischen pädagogischen Fachkräften und Eltern. Es bildet das Fundament für eine vertrauensvolle Zusammenarbeit. Gerade in der Zeit der Pandemie war es schwierig, den persönlichen Kontakt zu den Eltern aufrechtzuerhalten. Auch hier haben neue Medien einen Stellenwert bekommen, den sie zuvor nicht hatten. Es wurden Elterngespräche digital geführt, wodurch der Kontakt nicht abgebrochen ist und der Austausch weiterhin möglich war. Über die verschiedenen Möglichkeiten wie Zoom/Microsoft Teams oder andere Anbieter konnten Gespräche geführt werden. Diese Form kann noch immer ihre Verwendung im pädagogischen Alltag finden. Natürlich ersetzt sie nicht das persönliche Gespräch, aber es ist eine Möglichkeit, gerade in stressigen Lebenslagen den Familien eine Alternative anzubieten.

Viele Einrichtungen verteilen Elternbriefe nicht mehr in Papierform, sondern versenden sie per E-Mail. Das spart nicht nur Papier und Zeit, sondern minimiert auch die Gefahr, dass die Zettel in diversen Jacken oder Rucksäcken verschwinden.

Machen Sie sich im Team Gedanken darüber, wie Sie in Zukunft mit den Eltern am besten kommunizieren können und welche Möglichkeiten sich bieten. Wichtig ist hier, das nicht als Leitung allein zu entscheiden, sondern das Team mit ins Boot zu nehmen, denn aller Anfang ist schwer, gerade wenn es um die Nutzung eines Laptops oder Tablets geht.

5.4.1 Kita-Apps für eine effizientere Kommunikation mit den Eltern

Mittlerweile gibt es zahlreiche Anbieter für Kommunikations- und Verwaltungs-Apps für die Kita. Jede Software hat ihre Vor- und Nachteile, und natürlich können diese für Ihre Kita variieren. Alles in allem können diese Software-Lösungen eine erhebliche Erleichterung für Ihren Kita-Alltag und die Kommunikation mit den Eltern bedeuten. In diesem Kapitel stelle ich Ihnen 3 Apps inklusive ihrer Vor- und Nachteile vor . Diese Auflistung bietet nur einen kleinen Ausblick der vielen am Markt erhältlichen Apps.

1. „Kitaplus“ (kitaplus.de)

„Kitaplus“ ist eine Verwaltungssoftware, die speziell für Kitas und deren Träger entwickelt wurde. Mit ihrer modularen Struktur unterstützt sie alle wichtigen Prozesse rund um die Kita und erleichtert damit die täglichen Verwaltungsaufgaben. Durch den modularen Ansatz von „Kitaplus“ können Sie die Verwaltungssoftware flexibel erweitern, um weitere Bereiche abzudecken. Beispiele hierfür sind die Eltern-App zur Kommunikation zwischen Eltern und Kita sowie die Gruppen-App zur Bildungsdokumentation und Erfassung der An- und Abwesenheiten der Kinder.

Die Preise beginnen bei 59,99 € pro Kita und pro Monat. Der Preis variiert aber je nach Anzahl an angemeldeten Kitas und zusätzlicher Module, die Sie buchen können.

Die wichtigsten Funktionen von „Kitaplus“:

- Eltern und Kinder können direkt im System erfasst und alle relevanten Daten, wie Kontaktdaten, Abholberechtigte, Notfallkontakte und Gesundheitsdaten hinterlegt werden.
- Pädagogische Fachkräfte und andere Mitarbeitende können in der Software hinterlegt und verwaltet werden.
- Integrierte Abrechnungsfunktionen, einschließlich automatischer Erstellung von Rechnungen und Verwaltung von Zahlungseingängen
- Erstellung von Dienstplänen und Urlaubsanträgen für Mitarbeitende
- Kommunikation mit Eltern und Mitarbeitenden über das Nachrichtensystem
- Integration von digitalen Formularen und Dokumenten
- Flexibilität durch verschiedene Module, die je nach Bedarf hinzugefügt werden können

2. „KidsFox“ (foxeducation.com/de/kidsfox/)

„KidsFox“ ist sowohl für Smartphones als auch für PCs verfügbar und bietet eine Alternative zu Elternbriefen, E-Mails und US-Messengerdiensten. Durch die direkte und unmittelbare Kommunikation zwischen Kita-Leitung, PädagogInnen und Eltern können wichtige Informationen schnell und einfach ausgetauscht werden. Die Einrichtung der App ist zudem sehr benutzerfreundlich und kann innerhalb weniger Minuten selbstständig durchgeführt werden. Die App eignet sich besonders für Kitas, Kindergärten, Kinderkrippen und Horte.

Die wichtigsten Funktionen von „KidsFox“:

- Übersichtliche Bestätigungslisten
- Veranstaltungen und Umfragen erstellen
- Abwesenheiten und Checklisten verwalten
- Elternabende organisieren
- Videokonferenzen & Dateiablagen
- Mit Verwaltungsprogrammen integrierbar
- Notfallkontaktdaten der Eltern immer aktuell
- Übersetzung der Mitteilungen in 40 Sprachen

Beachten Sie jedoch, dass Sie, egal, für welche App Sie sich entscheiden sollten, den Eltern die Möglichkeit geben, sich dafür oder dagegen zu entscheiden. Starten Sie am besten zu Beginn eine Umfrage, wie viele Eltern die Anwendung nutzen würden, da dies mit monatlichen Kosten verbunden ist. Es muss die Möglichkeit bestehen, die Informationen trotzdem – auch ohne Nutzung – zu erhalten, da es doch noch Eltern gibt, die kein Smartphone besitzen oder über dieses Medium nicht mit Ihnen kommunizieren möchten. Es müssen nicht alle Eltern dafür sein, immerhin kennen Sie die Eltern gut und wissen, dass es die ein oder anderen Eltern gibt, die einfach nur keine Lust auf Veränderungen haben.

Achtung: Es braucht immer eine schriftliche Einwilligungserklärung von Elternseite, in der sie der Nutzung einer solchen App zustimmen. Ein Muster dafür finden Sie auf S. 157.

5.4.2 „Wie gehe ich mit kritischen Eltern um?"

In jeder Kita werden Sie es auch mit Eltern zu tun haben, die eine medienabstinente Kindheit befürworten. Das sollten Sie anerkennen und sich alle Sichtweisen anhören. Wenn Sie den Unsicherheiten und Sorgen der Eltern einen Raum geben, bilden Sie eine gute Basis für Gespräche, in denen Sie den pädagogischen Mehrwert vermitteln und die Ängste der Eltern reduzieren können. Hierzu ist es hilfreich, dass Sie die Medienarbeit im pädagogischen Konzept der Einrichtung verankert haben und die Eltern bereits zu Beginn darauf hinweisen.

Versuchen Sie, den Eltern zu vermitteln, wie wichtig Medien für die Entwicklung der Kinder ist. Folgende Punkte dienen Ihnen als Argumentationshilfe, um den kritischen Eltern zu erklären, warum der gezielte und spielerische Einsatz von Medien so wichtig ist:

- Technische Geräte und Funktionsweisen kennen
- Ohne Angst an die Medien und Geräte herangehen
- Ein spielerischer Zugang ohne Vorgaben
- Medien als hilfreiche Unterstützung im Alltag kennen
- Das Sach- und Weltwissen der Kinder erweitern, z. B. durch Erklärvideos oder digitale Suchmaschinen
- Der Umgang mit Medien gehört zum Alltag. Je früher Kinder lernen, sinnvoll damit umzugehen, desto leichter tun sie sich damit.
- Medien sind nicht verboten. Alles, was stark reglementiert oder verboten ist, kann ganz schnell zu einer Sucht werden, der begleitete Umgang kann dem vorbeugen.

5.4.3 Hospitation von Eltern

Eine wichtige Grundlage Ihrer Arbeit ist es, diese transparent zu machen. Im ersten Schritt hilft es schon, verschiedene Projekte in der Kita auszustellen und den Eltern zu zeigen, was Sie in der Kita machen. Dies könnte z. B. eines der Medienprojekte aus Kapitel 4 sein. Ein weiterer Schritt besteht darin, die Medienarbeit auch für Eltern erlebbar zu machen, indem Sie diese zu Ihrem nächsten Medienprojekt zur Hospitation einladen. Scheuen Sie sich nicht davor, diese Einladung auszusprechen. Denn eine Hospitation bietet Ihnen und den Eltern eine wichtige Gelegenheit, ihre Beziehung zu Ihnen und das Vertrauen in Ihre Arbeit zu stärken.

Zwischenfazit

Medien sind für uns alle gegenwärtig. Sie begleiten uns im Kita-Alltag und nehmen Einfluss auf die pädagogische Arbeit.

Umso wichtiger ist es, dass Sie in Ihrer Einrichtung den Blick für die Medienkompetenz der Kinder entwickeln und sie bestmöglich in ihrer Entwicklung unterstützen. Wie Sie der Broschüre entnehmen können, geht es nicht darum, das beste Konzept mit den meisten Medien zu entwickeln, sondern Ihre jetzt schon geleistete Arbeit zu ergänzen.

Durch den Träger oder Sponsoren lassen sich Wünsche erfüllen und den Kindern die Vielfalt an Medien im Alltag näherbringen.

Sehen Sie dieses Thema als eine Bereicherung für Ihre Kinder und auch für sich selbst. Wählen Sie die Ideen aus dieser Broschüre aus, die am besten für Ihre Einrichtung geeignet sind.

Viel Freude beim Ausprobieren!

Ihre

B. Kessel P. Horn

Bianca Kessel und Patricia Horn

Teil 6: Digitale Medien in der Kita rechtssicher nutzen

Einleitung

Liebe Kita-Leitungen, liebe pädagogische Fachkräfte,

spätestens seit Beginn der Corona-Pandemie haben digitale Medien Einzug in die Kitas gehalten. Denn vielfach waren E-Mails und die Nutzung von Messengerdiensten wie WhatsApp die einzige Möglichkeit, um schnell mit Eltern und Träger zu kommunizieren und wichtige Informationen zeitnah weiterzugeben. Die Vorteile der Mediennutzung liegen klar auf der Hand. Allerdings müssen Sie die rechtlichen Rahmenbedingungen, insbesondere den Datenschutz, einhalten, damit die Nutzung von elektronischen Medien für Sie nicht zum rechtlichen Risiko wird. Informieren Sie sich anhand der Hinweise in den folgenden Kapiteln, worauf Sie bei der Nutzung digitaler Medien achten müssen.

Herzliche Grüße

Judith Barth
Chefredakteurin & Rechtsanwältin

6.1 Kita-Website, Einwilligung für Fotos & Urheberrecht

Die meisten Kitas haben einen eigenen Internetauftritt und eine eigene Website. Erstellung und Pflege sind inzwischen so einfach, dass auch „Laien" damit problemlos zurechtkommen. Mit einer eigenen Website können Sie Eltern und solche, die ihr Kind in Ihrer Kita anmelden möchten, aber auch (zukünftige) Kooperationspartner über Ihre Einrichtung informieren. Wichtig ist, dass Sie hierbei die folgenden Hinweise beachten.

6.1.1 Beachten Sie die rechtlichen Vorgaben bei der Nutzung von Fotos auf Ihrer Website

Jede Website wird erst durch Fotos interessant und lebendig. Ihnen muss aber bewusst sein, dass Sie, wenn Sie Fotos auf Ihrer Website nutzen, sich rechtlich auf „dünnes Eis“ begeben und sehr vorsichtig sein müssen, um keinen – teuren – Fehler zu machen.

Im Kita-Alltag werden in den meisten Einrichtungen Fotos gemacht, wenn die Eltern sich damit schriftlich im Rahmen einer datenschutzrechtlichen Einwilligungserklärung einverstanden erklärt haben. Zweck dieser Fotos ist, den Kita-Alltag und die Entwicklung der Kinder in der Kita für die Eltern (und Kinder) zu dokumentieren. Eine Veröffentlichung dieser Fotos auf der Website der Kita ist von diesem Zweck nicht umfasst. Insofern dürfen Sie Fotos von Kindern und Mitarbeitenden nicht ohne vorherige Zustimmung auf Ihrer Website veröffentlichen. Dies ergibt sich aus §§ 22, 23 Kunsturhebergesetz (KunstUrhG), dem sog. „Recht am eigenen Bild“.

6.1.2 Vermeiden Sie Ärger bei der Veröffentlichung von Kinder- bzw. MitarbeiterInnen-Fotos

Verstoßen Sie gegen dieses Recht und veröffentlichen Sie ein Foto ohne vorherige Einwilligung des Abgebildeten unrechtmäßig auf Ihrer Website, droht Ihnen Folgendes:

Sie werden vom Abgebildeten – oder dessen Rechtsanwalt – aufgefordert,

- das Foto umgehend von der Homepage zu nehmen.
- sich zu verpflichten, weitere Veröffentlichungen des Fotos zukünftig zu unterlassen.
- Schadenersatz zu leisten (insbesondere Rechtsanwaltskosten für die Durchsetzung des Anspruchs auf Beseitigung und Unterlassung. Hierbei kommen schnell 4-stellige Summen zusammen).

6.1.3 Holen Sie die Einwilligung der Abgebildeten ein

Aus dem Recht am eigenen Bild ergibt sich, dass Sie Fotos, die Personen zeigen, nur dann auf der Website Ihrer Kita veröffentlichen dürfen, wenn die Abgebildeten bzw. deren gesetzliche Vertreter (bei Kindern in der Regel die Eltern) dem vorher ausdrücklich schriftlich zugestimmt haben.

Achtung! Viele Kitas verwenden Einwilligungserklärungen, mit denen Eltern – oder auch Mitarbeitende – grundsätzlich einer Veröffentlichung generell aller Fotos auf der Website der Kita zustimmen. Diese Einwilligungserklärungen sind nach den Grundsätzen der Datenschutz-Grundverordnung (DSGVO) unwirksam, da sie nicht präzise genug sind.

Lassen Sie sich jedes einzelne Foto, das Sie auf Ihrer Website veröffentlichen möchten und auf dem Kinder, Eltern oder Mitarbeitende zu erkennen sind, von den Abgebildeten „absegnen". Hierbei können Sie auf das Muster auf Seite 132 zurückgreifen. Drucken Sie hierzu das Foto, das konkret veröffentlicht werden soll, aus und heften Sie dieses gemeinsam mit der unterschriebenen Einwilligungserklärung ab.

Das klingt erst mal nach jeder Menge Arbeit. Wenn Sie allerdings überlegen, wie oft Sie Ihre Website aktualisieren, hält sich der Aufwand doch in vertretbaren Grenzen.

Rechtstipp: Vergessen Sie den Mythos des Gruppenfotos

Hartnäckig hält sich das Gerücht, dass Fotos, auf denen mehrere Personen – also eine Gruppe – zu sehen sind, auch ohne Einwilligung der Abgebildeten bzw. deren gesetzliche Vertreter veröffentlicht werden dürfen. Das stimmt so aber nicht. Nach § 23 Abs. 1 Nr. 3 KunstUrhG dürfen Fotos von öffentlichen Veranstaltungen, Umzügen oder ähnlichen Anlässen ohne Einwilligung der Abgebildeten veröffentlicht werden. Hieraus lässt sich aber nicht ableiten, dass Sie alle Fotos, auf denen mehrere Personen zu sehen sind, einfach auf Ihrer Website veröffentlichen dürfen. Das gilt nur, wenn nicht die Personen, sondern das Ereignis im Vordergrund steht. So dürfen Sie z. B. die Gruppenfotos, die der Kita-Fotograf einmal im Jahr von jeder Gruppe macht, nicht ohne die Einwilligung der Eltern auf Ihre Website stellen, da hier jedes Kind zu erkennen ist. Anders sieht es hingegen aus, wenn Sie Fotos von St. Martin oder Ihrem Sommerfest veröffentlichen möchten, auf denen niemand eindeutig zu erkennen ist.

6.1.4 Nehmen Sie Fotos von „Ehemaligen" von der Website

Die Wirksamkeit einer Einwilligungserklärung erlischt nicht zwangsläufig, wenn das Kind oder die Fachkraft, die auf dem Foto zu sehen ist, die Einrichtung verlässt. Das sollten Sie auch in der Einwilligungserklärung so vermerken.

Dennoch sollten Sie darauf achten, dass Sie Fotos von Ehemaligen, die die Kita nicht mehr besuchen bzw. nicht mehr dort arbeiten, zeitnah von der Website nehmen. Schon deshalb, weil Ihre Website sonst offensichtlich veraltet und schlecht gepflegt wirkt.

Außerdem können „Ehemalige“ ihre Einwilligungserklärung zur Veröffentlichung jederzeit ohne Angabe von Gründen mit Wirkung für die Zukunft widerrufen – und dann sind Sie ohnehin gezwungen, diese Fotos umgehend von der Website zu nehmen.

6.1.5 Wählen Sie Fotos sorgfältig aus

Wenn Sie Fotos auf Ihrer Website veröffentlichen, sollten Sie sich – und alle anderen Beteiligten – darüber im Klaren sein, dass Sie mit der Veröffentlichung dieser Fotos die Kontrolle über deren Nutzung verlieren. Denn technisch lassen sich die Fotos nicht davor schützen, dass sie kopiert und in anderen Zusammenhängen zweckentfremdet wiederverwendet werden.

Daher müssen Sie bei der Auswahl von Fotos – insbesondere Kinderfotos – für Ihre Website sehr umsichtig vorgehen. Verzichten Sie auf Fotos von unbekleideten Kindern oder von Kindern in Badekleidung. Ebenso haben Fotos von Kindern beim Wickeln, auf der Toilette, auf dem Töpfchen, beim Schlafen oder Umziehen nichts auf Ihrer Website verloren. Denn Sie wissen nie, ob diese Fotos nicht von Personen missbraucht werden, die damit nichts Gutes im Schilde führen. Außerdem sollten Sie darauf verzichten, die Namen – auch die Vornamen – von Kindern auf Ihrer Website zu veröffentlichen.

Rechtstipp: Setzen Sie auf Fotos, auf denen niemand zu erkennen ist

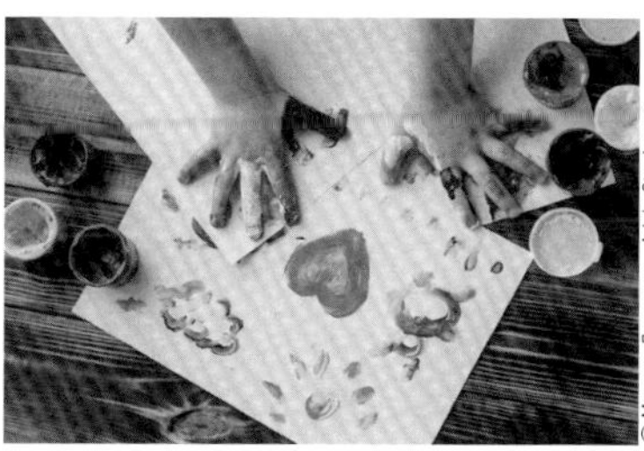

© Марина Демешко - AdobeStock.com

Fotos auf der Website, auf der Personen zu erkennen sind, sind immer eine heikle Angelegenheit. Auf der sicheren Seite sind Sie, wenn Sie Ihre Website mit Fotos illustrieren, bei denen niemand zu erkennen ist, z. B. Personen von hinten oder nur die Hände oder Füße von Personen. Für diese Fotos brauchen Sie dann keine Einwilligung – soweit Sie diese selbst gemacht haben. Zur Problematik des Urheberrechts lesen Sie weiter auf Seite 133.

Muster: Einwilligungserklärung zur Veröffentlichung von Kinderfotos auf der Kita-Homepage

Liebe Familie Schneider,

wir möchten auf der Website unserer Kita unter www.zwergenland.de das anliegende Foto Ihrer Tochter Luisa veröffentlichen und Sie hiermit um Ihre Zustimmung zur Veröffentlichung bitten.

Wir möchten darauf hinweisen, dass auf im Internet veröffentlichte Fotos weltweit zugegriffen werden kann. Sie können von jedermann heruntergeladen, gespeichert und in einem anderen Zusammenhang verwendet werden, ohne dass wir als Betreiber der Seite hierauf Einfluss haben. Einmal veröffentlichte Fotos lassen sich technisch nicht schützen und aus dem Internet nur noch sehr schwer entfernen.

Wenn Sie mit der Veröffentlichung des Fotos Ihrer Tochter trotzdem einverstanden sind, geben Sie bitte die beiliegende Einwilligungserklärung von beiden Elternteilen unterschrieben an die Gruppenleitung Ihrer Tochter zurück.

Mit freundlichen Grüßen

Johanna Meyer
Kita-Leitung

Wir sind damit einverstanden, dass die Kita „Zwergenland" das anliegende Foto unserer Tochter Luisa, geboren 15.08.2020, auf der Homepage der Kita „Zwergenland" unter www.zwergenland.de veröffentlicht.

Diese Einwilligung erteilen wir freiwillig. Uns ist bewusst, dass wir bzw. unser Kind für die Veröffentlichung des Fotos kein Entgelt erhalten. Weiter ist uns bekannt, dass der Betreiber der Homepage nicht verhindern kann, dass Dritte ohne sein Wissen den Inhalt der Homepage für eigene Zwecke nutzen, so z. B. durch das Herunterladen oder Kopieren des Fotos.

Die Kita „Zwergenland" als Betreiber der Homepage sichert zu, dass ohne Zustimmung der Unterzeichnenden Rechte an dem im Internet verwendeten Foto unserer Tochter nicht an Dritte veräußert oder abgetreten werden.

Die Einwilligungserklärung erlischt nicht, wenn unser Kind die Einrichtung verlässt. Wir können diese aber mit Wirkung für die Zukunft schriftlich und ohne Angabe von Gründen gegenüber der Kita-Leitung widerrufen. Das Foto unserer Tochter wird dann vom Betreiber der Website umgehend von dieser entfernt.

Neustadt, 15.03.2023	*Katharina & Hannes Meisner*
Ort, Datum	Unterschrift Erziehungsberechtigte

Hinweis: Dieses Muster können Sie auch nutzen, wenn es um das Einverständnis zu Fotos Ihrer Mitarbeitenden auf Ihrer Website geht. Hierzu müssen Sie das Muster nur entsprechend anpassen.

6.1.6 Vorsicht bei Gruppenfotos vom Team

Wenn Mitarbeitende aus dem Team ausscheiden, müssen Sie Ihre Website möglichst schnell aktualisieren und Fotos, die die ausgeschiedenen Fachkräfte zeigen, zeitnah entfernen. Das ist bei Porträtfotos einzelner Mitarbeitenden kein Problem. Bei Fotos, die das gesamte Team zeigen, müssen Sie – damit die Website aktuell ist – das Team-Foto herunternehmen.

Da die Personalfluktuation in vielen Kitas derzeit hoch ist, haben sich Gruppenfotos vom Team schnell überlebt. Verzichten Sie daher auf Gruppenfotos und stellen Sie Ihr Team – wenn überhaupt – mit Einzelporträts vor. Wichtig ist, dass

- Sie akzeptieren, wenn Mitarbeitende nicht möchten, dass ihr Foto auf der Kita-Website erscheint;
- Sie schriftlich abfragen, welche weiteren personenbezogenen Daten, z. B. Name, berufliche Qualifikation, veröffentlicht werden dürfen;
- die Fachkraft schriftlich in der Veröffentlichung ihres Fotos eingewilligt hat.

6.1.7 Beachten Sie das Urheberrecht

Viele Kitas wollen ihre Website nicht nur informativ gestalten, sondern auch ihre fachliche Expertise nach außen dokumentieren. Daher findet man auf vielen Websites Auszüge und Zitate aus pädagogischen Fachtexten u. Ä. Wichtig ist, dass Sie hierbei das Urheberrecht beachten und sich nicht unerlaubt „mit fremden Federn schmücken“.

Derjenige, der einen Text oder ein Bild schafft, hat das Recht, dieses zu verwerten. Er kann auch darüber bestimmen, ob, wo und von wem sein Werk veröffentlicht wird. Wird gegen das Urheberrecht verstoßen, kann der Inhaber des Urheberrechts verschiedene Rechte, Beseitigungs-, Unterlassungs- und Schadenersatzansprüche nach § 97 Urhebergesetz geltend machen.

Um Ärger zu vermeiden, sollten Sie auf die Veröffentlichung fremder Werke auf Ihrer Website ohne Zustimmung des Urhebers unbedingt verzichten.

Rechtstipp: Kontaktieren Sie den Urheber

Wollen Sie einen Text, Bilder oder Grafiken, die Sie nicht selbst verfasst haben, auf Ihrer Website veröffentlichen, kontaktieren Sie den Urheber direkt – oder z. B. den Verlag, der den Beitrag veröffentlicht hat, und fragen Sie, ob Sie den Text auf Ihrer Website veröffentlichen dürfen. Meist werden Sie ein positives Feedback bekommen und sind damit rechtlich auf der sicheren Seite. Übrigens liegt eine Urheberrechtsverletzung auch dann vor, wenn Sie die Quelle, der Sie das Werk entnommen haben, angeben oder wenn Sie den Text abtippen oder leicht verändern.

Übersicht: Diese Werke sind urheberrechtlich geschützt

Werk	Geschützt?
Fotos vom Kita-Fotografen	Ja
Fotos von Eltern erstellt	Ja
Kinderlieder von lebenden Komponisten und bis zu 70 Jahre nach deren Tod	Ja
Fotos, die mit Kita-eigenem Fotoapparat aufgenommen wurden	Nein
Grafiken aus dem Internet	Ja
Grafiken aus Fachbüchern	Ja
Texte aus Fachbüchern	Ja
Texte aus Fachzeitschriften	Ja
Texte von Eltern	Ja
Texte von Mitarbeitenden	Ja
Zeichnungen von Kindern aus der Kita	Ja

Übersicht: Diese Werke sind urheberrechtlich geschützt	
Werk	**Geschützt?**
Zeichnungen/Figuren aus Kinderbüchern	Ja
Selbst verfasste Texte, Zeichnungen, Grafiken	Nein
Offizielle Mitteilungen des Trägers	Nein
Bibeltexte	Nein
Volkslieder	Nein
Zitate/Aphorismen	Nein (Autor muss aber genannt werden)
Offizielle Rundschreiben des Jugendamts und sonstiger Behörden	Nein

6.1.8 Achten Sie auf das Urheberrecht bei Fotos vom Kita-Fotografen

Wahrscheinlich kommt auch in Ihre Kita – nach Corona wieder regelmäßig – ein Fotograf, der Porträt- und Gruppenaufnahmen von Kindern und Mitarbeitenden macht. Diese Fotos werden den Eltern und den Mitarbeitenden dann zum Kauf angeboten. Dies berechtigt Sie aber nicht, die Fotos auf der Website Ihrer Kita zu verwerten. Denn: Der Fotograf hat als Urheber der Fotos grundsätzlich das Recht, diese zu verwerten. Dies ergibt sich aus § 2 Abs. 1 Ziff. 5 UrhG.

Sehen Sie, bevor Sie Fotos vom Kita-Fotografen auf Ihrer Website hochladen, genau in die Vereinbarungen, die Sie mit dem Fotografen getroffen haben. Prüfen Sie, ob Sie das Recht haben, die Fotos auf Ihrer Website zu nutzen.

Sind Sie sich nicht sicher oder gibt es keine schriftliche Vereinbarung, sollten Sie sich mit dem Fotografen in Verbindung setzen und einen Lizenzvertrag abschließen. Klären Sie in diesem Zusammenhang auch, ob der Fotograf für die Einräumung dieses Nutzungsrechts ein Entgelt verlangt. Viele Fotografen verzichten hierauf bei Kitas gerne, da sie sich Vorteile bei der nächsten Auftragsvergabe erhoffen. Ihnen genügt es häufig, wenn Sie unter dem Bild ihren Namen angeben.

6.1.9 Vorsicht bei der Nutzung passwortgeschützter Bereiche auf Ihrer Website

Es gibt die Möglichkeit, auf Ihrer Website einen passwortgeschützten Bereich einzurichten, auf den nur diejenigen zugreifen können, die sich dort durch Eingabe eines Passworts legitimieren. Überlegen Sie – auch vor dem Hintergrund des Datenschutzes – genau, welche Inhalte Sie dort hinterlegen und wer hierauf Zugriff haben soll.

Überlegen Sie in einem ersten Schritt, welche Informationen Sie im passwortgeschützten Bereich Ihrer Kita-Website einstellen möchten. Handelt es sich um allgemeine Informationen, die den Kita-Alltag betreffen, z. B. Schließzeiten oder Elternbriefe, spricht nichts dagegen, diese online zu veröffentlichen.

Wollen Sie hingegen personenbezogene Daten, wie z. B. Fotos, im passwortgeschützten Bereich hochladen, müssen die Betroffenen einer Veröffentlichung vorher ausdrücklich und schriftlich zustimmen.

6.1.10 Legen Sie genau fest, wer Zugriff auf den passwortgeschützten Bereich hat

Liegt die Zustimmung vor, müssen Sie genau festlegen, wer Zugriff auf den passwortgeschützten Bereich der Website Ihrer Kita haben soll. Nur diese Personen dürfen das Passwort – und damit Zugang zum passwortgeschützten Bereich – bekommen.

Wichtig ist, dass Sie die Passwörter immer dann ändern, wenn sich der Kreis der Zugriffsberechtigten ändert, also immer dann, wenn z. B. Mitarbeitende oder Familien die Kita verlassen und damit auch keinen Zugriff auf den passwortgeschützten Bereich der Kita-Website mehr haben dürfen.

Bedenken Sie bei der Einrichtung eines passwortgeschützten Bereichs immer, dass die Gefahr besteht, dass dieser gehackt wird und personenbezogene Daten in die Hände Unbefugter gelangen. Wägen Sie daher sehr genau ab, ob Sie einen solchen Bereich einrichten und welche Daten Sie dort veröffentlichen.

6.1.11 Meine Empfehlung: Treiben Sie nicht zu viel Aufwand mit Ihrer Kita-Website

Es ist sinnvoll, wenn Kitas eine eigene Website haben, auf der sich Eltern über das pädagogische Angebot informieren können. Allerdings sollte die Website einer Kita möglichst „pflegeleicht" sein und ohne großen Aufwand gepflegt und aktualisiert werden können. Daher rate ich Ihnen:

- Wählen Sie Fotos, die Sie ohne Einwilligungserklärungen nutzen können, da sie keinen Personenbezug enthalten und nicht regelmäßig ausgetauscht werden müssen.
- Nutzen Sie nur eigene Inhalte, sodass Sie sich mit urheberrechtlichen Fragen und Lizenzverträgen gar nicht erst beschäftigen müssen.
- Nutzen Sie die Website nicht zur Kommunikation und zum Datenaustausch mit Eltern oder Mitarbeitenden. So können Sie auf den aufwendig zu pflegenden passwortgeschützten Bereich verzichten.
- Geben Sie Telefonnummer und E-Mail-Adresse der Kita an, verzichten Sie aber auf Kontaktformulare, die datenschutzrechtlich problematisch sind und außerdem von Ihnen bearbeitet werden müssen.

6.2 Sichere Nutzung von Social Media, WhatsApp & Co.

6.2.1 Überdenken Sie den Auftritt Ihrer Kita bei Facebook, Instagram & TikTok

Manche Kitas möchten ihre Einrichtung auch durch Präsenz in den sozialen Netzwerken vorstellen. Rechtlich gilt für diese Auftritte letztlich das Gleiche wie für die Gestaltung einer Kita-Homepage.

Mit Blick darauf, dass Kitas derzeit keine Werbung für sich machen müssen und ohnehin voll oder überbelegt sind, sollten Sie sehr genau überlegen, ob Sie diesen Aufwand tatsächlich betreiben möchten.

Wenn Sie sich dafür entscheiden, müssen Sie darauf achten, dass keine Fotos von Kindern, Eltern oder Mitarbeitenden in diesen Medien veröffentlicht werden, ohne dass Ihnen eine ausdrückliche schriftliche Zustimmung der/des Betroffenen vorliegt.

Aus meiner Sicht ist eine Kita-Homepage wichtig, Auftritte bei Facebook, Instagram & TikTok für Kitas aber häufig überbewertet. Sie machen Ihnen nur unnötige Arbeit – ohne einen Mehrwert für die Kita. Verzichten Sie daher darauf.

Anders sieht es vielleicht bei großen Trägern aus, die für die Öffentlichkeitsarbeit eigene Mitarbeitende haben, die sich zum einen mit der Materie auskennen und zum anderen Zeit haben, sich mit diesen Medien zu beschäftigen.

Dann kann man Social Media z. B. auch für Stellenausschreibungen nutzen. Als Kita-Leitung, die noch so viele andere Aufgaben zu bewältigen hat, sollten Sie sich mit Social Media aus meiner Sicht eher zurückhalten.

Rechtstipp: Mitarbeitende informieren

Wahrscheinlich nutzen viele Ihrer Fachkräfte Social Media. Hiergegen ist auch nichts einzuwenden, wenn diese ein paar wichtige Regeln beachten:

- Kita-Interna bleiben intern und werden nicht auf Social Media verbreitet.
- Es werden keine Namen oder andere personenbezogenen Daten aus der Kita genannt.
- Es werden keine Fotos aus der Kita gepostet, auf denen Personen zu sehen sind – auch keine Kinder, auch nicht von hinten o. Ä.
- Für offene Stellen in der Kita dürfen Mitarbeitende informieren und für die Kita werben – aber nur nach vorheriger (!) Rücksprache mit der Kita-Leitung, damit da nicht versehentlich etwas Diskriminierendes gepostet wird, das schlimmstenfalls zu Schadenersatzforderungen führen könnte.

6.2.2 Rechtssicherer Umgang mit WhatsApp & anderen Messengerdiensten

Viele von Ihnen kommunizieren privat und vielleicht auch innerhalb des Teams über WhatsApp. Einfach, weil es praktisch ist und sich damit Informationen schnell und ohne Telefonate weitergeben lassen. Wie sieht es aber mit der Kommunikation mit Eltern aus der Kita aus? Auch wenn dieser Kommunikationskanal insbesondere während der Corona-Pandemie vielfach genutzt wurde, ist dies – vor allem mit Blick auf den Datenschutz – nicht unbedenklich.

Kommunikation per WhatsApp ist gesetzlich nicht grundsätzlich verboten

Ein gesetzliches Verbot zur Nutzung von WhatsApp zur Kommunikation mit Eltern und Mitarbeitenden gibt es nicht. Und in vielen Kitas ist es gängige Praxis, per WhatsApp mit den Eltern zu kommunizieren. Dies war insbesondere während der Corona-bedingten Kita-Schließungen und Einschränkungen die einzige Möglichkeit, zumindest losen Kontakt mit Eltern und Kindern zu halten. Denn viele waren über andere Kanäle, z. B. E-Mail, nicht erreichbar.

WhatsApp-Nutzung ist datenschutzrechtlich heikel

Das Problem bei der Nutzung von WhatsApp liegt insbesondere im Datenschutz. WhatsApp-Nutzer müssen sich darüber im Klaren sein, dass mit Nutzung der Chat-Funktion alle Kontakte des Smartphones an WhatsApp bzw. den Mutterkonzern Meta übertragen werden. Das ist datenschutzrechtlich kritisch, denn niemand weiß, was mit diesen Daten passiert und wofür sie genutzt werden.

WhatsApp gehört Meta. Hierbei handelt es sich um ein US-amerikanisches Unternehmen, für das auch die amerikanischen datenschutzrechtlichen Vorgaben gelten, und diese sind – im Vergleich zu Europa – eher lasch. Das heißt im Klartext, dass die amerikanischen Sicherheitsbehörden faktisch auf alle Daten, die Sie über WhatsApp austauschen, zugreifen können.

Diese datenschutzrechtlichen „Knackpunkte“ sollten den Eltern und Ihren Mitarbeitenden bewusst sein, wenn sie sich für die Kommunikation über WhatsApp entscheiden. Machen Sie sich bewusst, dass es sich für Sie und Ihre Mitarbeitenden nicht um private Unterhaltungen, sondern um dienstlichen Austausch mit den Eltern handelt, für den Sie die Einhaltung der bei uns geltenden Datenschutzstandards sicherstellen müssen.

Übrigens: Nachrichten bei WhatsApp sind End-zu-End verschlüsselt. Insofern besteht nicht die Gefahr, dass während des Versendens unbefugte Dritte – mal abgesehen von Meta – Zugriff auf die versendeten Daten haben.

Rechtstipp: Einwilligung aller Beteiligten einholen

Wenn Sie WhatsApp für die Kommunikation mit Eltern oder Mitarbeitenden nutzen wollen, müssen Sie von allen Eltern, die damit einverstanden sind – und von Ihren Mitarbeitenden –, eine schriftliche Einwilligungserklärung einholen, aus der sich ergibt, dass sie mit der Nutzung ihrer Mobilfunknummer für die Kommunikation über WhatsApp einverstanden und sich über die damit verbundenen datenschutzrechtlichen Risiken im Klaren sind. Ohne das geht es nicht.

Muster: Einwilligungserklärung zur Kommunikation über WhatsApp

Hiermit erteile ich mein Einverständnis, dass die Mitarbeitenden der Kita „Sonnenschein" mir Informationen über die Kita per WhatsApp schicken und hierbei meine Mobilfunknummer 01723568972 verwenden und im Smartphone der Kita speichern. Die Allgemeinen Geschäftsbedingungen von WhatsApp sind mir bekannt, und mir ist bewusst, dass es bei der Nutzung von WhatsApp datenschutzrechtliche Bedenken gibt.

Ich erteile diese Einwilligung freiwillig. Mir ist bekannt, dass ich diese Einwilligung jederzeit ohne Angabe von Gründen für die Zukunft widerrufen kann. Meine Mobilfunknummer wird dann umgehend vom Smartphone der Kita gelöscht.

Neuburg, 17.02.2023	*Johanna Meurer*
Ort, Datum	Unterschrift Elternteil

Hinweis: Diese Einwilligungserklärung können Sie auch verwenden, wenn Sie mit Ihren Mitarbeitenden dienstlich über WhatsApp kommunizieren möchten. Etwas anderes gilt, wenn Sie und Ihr Team eine private WhatsApp-Gruppe gründen, um sich privat auszutauschen. Für diese brauchen Sie keine schriftliche Einwilligung aller Beteiligten. Wichtig ist allerdings, dass bei dieser Kommunikation dienstliche Themen außen vor bleiben.

Kommunikation über WhatsApp muss immer freiwillig sein

Wollen Sie mit Eltern oder Mitarbeitenden über WhatsApp kommunizieren, muss das immer auf freiwilliger Basis erfolgen. Sie müssen akzeptieren, wenn Eltern oder Mitarbeitende diese Form der Kommunikation ablehnen. Sie müssen daher sicherstellen, dass diejenigen, die nicht in der jeweiligen WhatsApp-Gruppe sind, die notwendigen Informationen zeitnah auf anderem Wege erhalten.

Wichtiges Urteil: Landesarbeitsgericht (LSG) Schleswig-Holstein, Urteil vom 27.09.2022, Az. 1 Sa 39öD/22, zur Frage, ob Mitarbeitende in ihrer Freizeit auf dienstliche Nachrichten reagieren müssen

Wahrscheinlich kommt es auch in Ihrer Kita immer wieder vor, dass Sie den Dienstplan ganz kurzfristig umstellen müssen, z. B., weil eine Kollegin sich für den nächsten Tag krankgemeldet hat. Vielleicht greifen Sie dann zum Handy und schreiben der Kollegin/dem Kollegen, der aus Ihrer Sicht einspringen soll, eine WhatsApp oder SMS. Das LSG Schleswig-Holstein musste sich jetzt mit der Frage beschäftigen, ob Mitarbeitende in ihrer Freizeit überhaupt dienstliche Nachrichten lesen und auf diese reagieren müssen.

Der Fall: Dienstplanänderung per Textnachricht

Ein Mitarbeitender wurde während seiner Freizeit von seinem Arbeitgeber per SMS über eine kurzfristige Änderung des Dienstplans informiert. Der Mitarbeitende las die SMS erst am nächsten Tag und erschien daher nicht zum – kurzfristig geänderten – Dienstbeginn. Deshalb sprach der Arbeitgeber eine Abmahnung aus. Das wollte der Mitarbeitende nicht auf sich sitzen lassen und klagte.

Das Urteil: Recht auf Unerreichbarkeit

Die Richter beim LSG Schleswig-Holstein entschieden, dass die Abmahnung zu Unrecht erfolgt sei und deshalb aus der Personalakte des Mitarbeitenden entfernt werden müsse. Die Richter stellten klar, dass niemand verpflichtet ist, während seiner Freizeit für seinen Arbeitgeber erreichbar zu sein, weder telefonisch noch per SMS oder WhatsApp (= Recht auf Unerreichbarkeit).

Das heißt: Selbst, wenn Sie eine WhatsApp-Gruppe mit Ihrem Team haben, dürfen Sie nicht damit rechnen, dass Mitarbeitende Ihre Nachrichten in ihrer Freizeit auch rechtzeitig lesen. Wenn es um dringende Fragen geht, sollten Sie lieber zum Telefon greifen und die Frage direkt klären.

Überlegen Sie genau, welche Informationen Sie per WhatsApp verschicken

Da Ihnen und Ihrem Team bewusst ist, dass WhatsApp datenschutzrechtlich nicht unbedenklich ist, sollten Sie sehr genau überlegen, welche Informationen Sie auf diesem Wege austauschen. Verzichten Sie daher auf den Versand von personenbezogenen Daten und auch von Fotos von Kindern via WhatsApp. So ist eine WhatsApp-Nachricht an alle Eltern einer Gruppe, mit der Bitte, den Kindern am nächsten Tag feste Schuhe für einen kleinen Ausflug anzuziehen, datenschutzrechtlich irrelevant und daher unbedenklich. Verschicken Ihre Mitarbeitenden hingegen Fotos von Kindern via WhatsApp, ist das etwas ganz anderes. Hiervon sollten Sie absehen, selbst wenn die Eltern dem zustimmen.

Kommunizieren Sie nur über Diensthandys mit den Eltern

Wichtig ist, dass Sie eine WhatsApp-Kommunikation mit Eltern nur zulassen, wenn Sie und die KollegInnen hierfür Diensthandys zur Verfügung haben. Eine Kommunikation mit privaten Handys ist zum einen datenschutzrechtlich besonders kritisch, zum anderen entsteht so schnell die Situation, dass die Eltern sich ständig via WhatsApp an Sie und Ihr Team wenden, sodass Sie und Ihre Mitarbeitenden kaum noch Feierabend haben. Wenn Sie ein Diensthandy benutzen, können Sie den Eltern ganz klar kommunizieren, wann Sie und Ihre KollegInnen erreichbar sind – nämlich zu den Kita-Öffnungszeiten und danach nicht mehr.

Bewerten Sie WhatsApp-Elterngruppen nicht über

In den meisten Kitas gibt es WhatsApp-Elterngruppen, in denen Eltern sich über den Kita-Alltag, pädagogische Fachkräfte und auch über Sie als Kita-Leitung austauschen. In solchen WhatsApp-Gruppen geht es meist nicht besonders sachlich zu, und die Eltern schaukeln sich häufig gegenseitig hoch, auch wenn der Anlass hierzu häufig nichtig ist.

Wird Ihnen dann zugetragen, dass in den WhatsApp-Gruppen der Eltern Kritik geäußert wird, stellt sich immer die Frage, wie Sie und Ihr Team damit umgehen. Rechtlich können Sie gegen solche privaten „Unterhaltungen" wenig ausrichten. Überlegen Sie daher, ob Sie überhaupt hierauf reagieren. Wenn Sie sich dazu entschließen, sollten Sie das Gespräch mit den Eltern suchen, die sich per WhatsApp negativ geäußert haben. Fragen Sie nach den Hintergründen und versuchen Sie, das Problem im Gespräch aus der Welt zu schaffen.

Machen Sie darüber hinaus bei den Eltern deutlich, dass Sie für Gespräche – auch wenn es Schwierigkeiten gibt – immer offen sind und es vorziehen, direkt angesprochen zu werden, statt erst über Dritte zu erfahren, dass es ein Problem gibt. Stellen Sie klar, dass dies auch für das gesamte Team gilt.

Grundsätzlich sollten Sie aber auch berücksichtigen, dass auf WhatsApp viel Unsinn geschrieben wird, der vom Urheber häufig nicht so ernst gemeint ist und von den Lesern auch nicht so aufgefasst wird. Wägen Sie daher sehr genau ab, ob es sich überhaupt lohnt, aktiv zu werden. Oft ist es sinnvoll, WhatsApp-Gruppen von Eltern und was dort so geschrieben wird schlicht und einfach zu ignorieren.

Rechtstipp: Datenschutzkonforme Alternativen nutzen

WhatsApp (und auch Telegram) ist datenschutzrechtlich zumindest kritisch zu sehen. Überlegen Sie, ob Sie für die Kommunikation über Messengerdienste datenschutzrechtlich weniger bedenkliche Anbieter nutzen, wie z. B. Signal oder Threema. Diese lassen sich ebenfalls kostenlos – und einfach – herunterladen und haben den großen Vorteil, dass sie in Europa betrieben werden, sodass sich die Anbieter an die Vorgaben der DSGVO halten müssen. Der Nachteil: Diese Messengerdienste sind weit weniger verbreitet und bekannt, und Sie müssen bei Eltern und Ihrem Team erst einmal Überzeugungsarbeit dahingehend leisten, die App herunterzuladen und für die Kommunikation mit der Kita freizugeben.

Achtung! Auch hier brauchen Sie die o. g. schriftliche Einwilligung aller, die an der Kommunikation teilnehmen möchten. Hierbei können Sie das Muster auf Seite 140 verwenden, müssen dieses allerdings für den jeweiligen Messengerdienst anpassen.

6.3 Rechtssichere E-Mail Kommunikation mit Eltern

Während der Corona-Pandemie war die direkte Kommunikation mit den Eltern schwierig. Die Elternbriefe, die Sie sonst ins Postfach der Eltern legten, oder auch die Informationen, die Sie sonst für die Eltern ans „Schwarze Brett" hängten, gingen vollkommen ins Leere. Viele Kitas sind daher dazu übergegangen, allgemeine Informationen für die Eltern über einen E-Mail-Verteiler zu versenden. Hiergegen ist auch nichts einzuwenden, wenn Sie die folgenden Hinweise beachten.

Hinweis 1: Beachten Sie den Datenschutz

E-Mail-Adressen gehören nicht zu den Daten, die die Eltern Ihnen bei Aufnahme des Kindes mitteilen müssen. Sie können daher frei entscheiden, ob sie Ihnen ihre E-Mail-Adresse für den Versand von Elternbriefen zur Verfügung stellen oder nicht. Entscheiden sich Eltern dagegen, dürfen ihnen hierdurch keine Nachteile entstehen.

Wichtig ist, dass Sie die E-Mail-Adressen der Eltern nur dann für den Versand von Elternbriefen nutzen, wenn die Eltern dem ausdrücklich zugestimmt haben. Wichtig ist, dass Sie nicht einfach die E-Mail-Adressen nutzen, die Ihnen Eltern für die direkte Kontaktaufnahme mit der Kita zur Verfügung gestellt haben.

Sinnvoll ist es, wenn Sie eine solche Einwilligungserklärung direkt bei Aufnahme des Kindes einholen. Dann können Sie diese direkt dem E-Mail-Verteiler hinzufügen.

Wichtig ist auch, dass Sie daran denken, Eltern, die kein Kind mehr bei Ihnen in der Kita haben, umgehend aus dem Verteiler zu entfernen. Ein Muster für eine solche Einwilligungserklärung finden Sie hier.

Muster: Einwilligungserklärung zum Versand von Elternbriefen per E-Mail

Liebe Eltern,

die Information der Eltern unserer Kita und der Gedankenaustausch mit Ihnen sind uns sehr wichtig. Gerne möchten wir Ihnen zukünftig Elterninformationen per E-Mail zukommen lassen.

Dies hat für Sie und für uns die folgenden Vorteile:

- zeitnahe Information über aktuelle Ereignisse
- Möglichkeit der unmittelbaren Reaktion durch Sie
- Wichtige Dokumente und Formulare haben Sie direkt auf Ihrem Computer.
- Elternbriefe können von Ihnen papierfrei archiviert und Termine direkt in Ihren Outlook-Kalender übertragen werden.
- Zeit- und Kostenersparnis für die Kita
- Umweltschutz durch weniger Papier und Druck

Wir möchten Sie daher bitten, uns Ihre E-Mail-Adresse mitzuteilen, damit wir Sie zukünftig per E-Mail informieren können. Sollten Sie hiermit nicht einverstanden sein, entstehen Ihnen oder Ihrem Kind keine Nachteile. Die Elterninformationen erhalten Sie dann nach wie vor in Papierform bzw. als Aushang am Schwarzen Brett.

Wenn Sie mit der Aufnahme in unseren E-Mail-Verteiler einverstanden sind, geben Sie bitte den folgenden Abschnitt unterschrieben und gut lesbar ausgefüllt an die Gruppenleitung Ihres Kindes zurück.

Mit freundlichen Grüßen

Lisa Meurer
Kita-Leitung

Hiermit erklären wir uns damit einverstanden, dass die Kita „Froschkönig" uns zukünftig sämtliche Elterninformationen der Einrichtung nur noch per E-Mail zukommen lässt.

Wir erteilen diese Einwilligungserklärung freiwillig. Uns ist bekannt, dass wir diese Einwilligungserklärung jederzeit mit Wirkung für die Zukunft ohne Angabe von Gründen widerrufen können. Dann wird unsere E-Mail-Adresse umgehend auf dem E-Mail-Verteiler der Kita entfernt.

Wir verpflichten uns, die Kita umgehend zu informieren, wenn sich unsere E-Mail-Adresse ändern sollte.

Unsere E-Mail-Adresse lautet: sandra-neumann@gmx.de

Neustadt, 17.04.2023	*Sandra & Tobias Neumann*
Ort, Datum	Unterschrift Eltern

Hinweis 2: Versenden Sie Nachrichten nur in Bcc

Stellen Ihnen Eltern ihre E-Mail-Adresse zur Kontaktaufnahme mit ihnen und zur Weiterleitung von Kita-Informationen zur Verfügung, müssen Sie dafür sorgen, dass die E-Mail-Adresse nur für diese Zwecke genutzt wird und vor dem Missbrauch durch unbefugte Dritte geschützt ist. Das heißt konkret:

- Halten Sie den E-Mail-Verteiler aktuell.
- Hinterlegen Sie den Verteiler mit den E-Mail-Adressen der Eltern passwortgeschützt auf Ihrem Leitungs-PC.
- Stellen Sie bei einer Rundmail an alle Eltern den E-Mail-Versand so ein, dass die Eltern nur die E-Mail-Adresse Ihrer Kita und nicht die E-Mail-Adressen der anderen Eltern sehen. Hierzu klicken Sie in Ihrem E-Mail-Programm in der Empfängerzeile auf „Bcc".

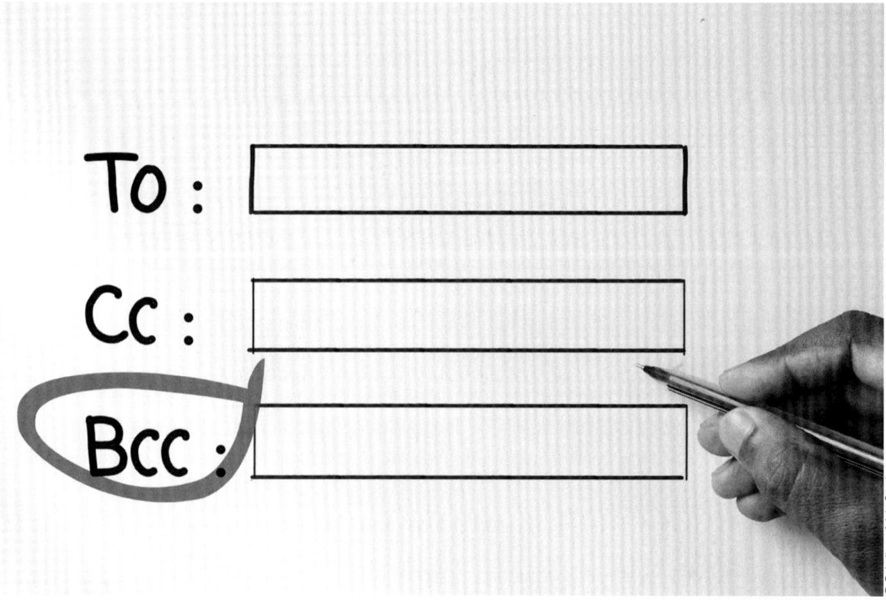

© Debalina - AdobeStock.com

Hinweis 3: Nutzen Sie als Anhang nur PDF-Dateien

Außerdem sollten Sie Dateien, die Sie gemeinsam mit einem Elternbrief per E-Mail versenden, immer als PDF verschicken. Sonst kann es schnell passieren, dass Eltern z. B. in offenen Word-Dateien eigenmächtig – teilweise überraschende – Änderungen vornehmen.

Rechtstipp: Auch wenn der Versand von Elternbriefen per E-Mail praktisch und nachhaltig ist, müssen Sie darauf achten, dass Sie Eltern, die keinen E-Mail-Account haben, von wichtigen Informationen nicht ausgrenzen. Denn es gibt immer einige Eltern, die keinen Zugang zum Internet haben und über keinen E-Mail-Account verfügen. Auch diese Eltern haben aber ein Recht darauf, über die Vorgänge, Ereignisse, Termine und Veranstaltungen in der Kita informiert zu werden. Diese Eltern dürfen Sie nicht aus dem Blick verlieren mit der Konsequenz, dass Sie diese Eltern per Brief oder Aushang informieren müssen.

6.4 Kita-Apps auswählen und rechtssicher nutzen

Viele Kitas arbeiten inzwischen mit Apps, um mit Eltern zu kommunizieren. Solche Apps sind tatsächlich eine große Erleichterung für Sie und Ihr Team. Wichtig ist allerdings, dass Sie darauf achten, dass bei der Nutzung dieser Apps rechtlich alles im grünen Bereich bleibt. Bevor Sie sich mit der Frage beschäftigen, welche App Sie einsetzen, muss Ihnen bewusst sein, dass es die Apps nicht umsonst gibt. Suchen Sie daher zunächst einmal das Gespräch mit Ihrem Träger, und informieren Sie diesen, dass Sie darüber nachdenken, eine App für Ihre Kita anzuschaffen, und welche Vorteile und Arbeitserleichterungen Sie sich hiervon versprechen. Gibt Ihr Träger Ihnen grundsätzlich „grünes Licht", können Sie in die weitere Planung und Auswahl gehen.

6.4.1 Hierauf müssen Sie bei der Auswahl einer Kita-App zur Kommunikation mit den Eltern achten

Es gibt inzwischen zahlreiche Anbieter für Kita-Apps. Bevor Sie sich für eine entscheiden und sich vertraglich binden, sollten Sie sich umfassend über die einzelnen App-Anbieter und deren Angebote informieren und diese sorgfältig vergleichen. Hierbei hilft es Ihnen, wenn Sie die folgenden Hinweise berücksichtigen.

1. Server-Standort & Datenschutz

Zentrale Bedeutung bei der Auswahl der passenden App für Ihre Kita ist die Datensicherheit der App. Denn über diese werden zwangsläufig personenbezogene Daten von Eltern, Kindern und ggf. auch von Mitarbeitenden weitergegeben. Daher muss sichergestellt sein, dass die Vorgaben der EU-Datenschutz-Grundverordnung eingehalten werden. Das können Sie damit sicherstellen, dass Sie darauf achten, dass der App-Anbieter seinen Serverstandor in der EU hat. Dann ist er an die Europäische Datenschutz-Grundverordnung (DSGVO) gebunden. Somit ist in diesem Fall die Sicherheit der Daten gewährleistet. Arbeiten Sie bei einem kirchlichen Träger, muss zusätzlich geprüft werden, ob die Vorgaben des kirchlichen Datenschutzes, der in manchen Bereichen weitergeht als die DSGVO, ebenfalls erfüllt werden.

Lassen Sie sich außerdem die Datenschutzerklärung des Anbieters vorlegen und lesen Sie sie genau durch. Achten Sie darauf, was mit den Daten, die über die App ausgetauscht werden, passiert. Wichtig ist, dass aus der Datenschutzerklärung des App-Anbieters hervorgeht, ob er Drittanbieter in die Datenverarbeitung einbezieht und ob die Daten für andere als die vereinbarten Zwecke, z. B. für Werbung, gesammelt, ausgewertet oder an Dritte verkauft werden. Ist dies der Fall, sollten Sie von der App Abstand nehmen und nach einem Anbieter suchen, der auf eine kommerzielle Nutzung der Daten verzichtet.

Checkliste: Diese Voraussetzungen müssen seitens des App-Anbieters erfüllt sein	
• **Gegenstand und Umfang der Datenverarbeitung:** Es muss klar geregelt sein, welche personenbezogenen Daten wie und zu welchem Zweck vom App-Anbieter verarbeitet werden.	☐
• **Technische und organisatorische Maßnahmen (TOM):** Der App-Anbieter legt eine konkrete Aufstellung der Maßnahmen, die er zum Schutz und zur Sicherheit der von ihm verarbeiteten personenbezogenen Daten auf seinem Server getroffen hat, sowie sein IT-Sicherheitskonzept schriftlich vor.	☐
• **Offenlegung von weiteren Firmen, die der App-Anbieter beauftragt:** App-Anbieter legt offen, ob und welche Unterauftragnehmer er beauftragt, z. B. ein Rechenzentrum, das in die Datenverarbeitung einbezogen ist. Außerdem gibt es eine Liste aller Stellen, Personen und Firmen, an die personenbezogene Daten übermittelt werden.	☐

Checkliste: Diese Voraussetzungen müssen seitens des App-Anbieters erfüllt sein	
• **Server-Standort in der EU:** Server des Anbieters und dessen Hauptsitz liegen in der EU, besser noch in Deutschland, sodass von einer sichereren Datenverarbeitung auszugehen ist. Außerdem sollte der Anbieter zusichern, dass keine Datenverarbeitung außerhalb der EU und keine Datenübermittlung an staatliche oder sonstige Stellen erfolgt.	☐
• **Pflichten des App-Anbieters:** Es muss ein sogenannter Auftragsverarbeitungsvertrag nach Art. 28 DSGVO abgeschlossen werden. In diesem muss geregelt sein, dass der Anbieter bei der Verarbeitung der personenbezogenen Daten an die Weisungen der Kita gebunden ist und seine Allgemeinen Geschäftsbedingungen nicht einseitig ändern kann. Darüber hinaus muss der Anbieter zusichern, die Daten bei Kündigung des Vertrags zu löschen bzw. an die Kita zurückzugeben. Außerdem muss die Haftung geregelt und die technischen und organisatorischen Maßnahmen benannt werden, mit denen der Anbieter die Datensicherheit herstellt.	☐

Lassen Sie sich auf jeden Fall ein schriftliches IT-Sicherheitskonzept (= technische und organisatorische Maßnahmen des App-Anbieters) vorlegen. Gibt es für Ihre Kita einen Datenschutzbeauftragten, sollten Sie diesen unbedingt in Ihre Überlegungen einbeziehen und gemeinsam mit ihm prüfen, ob die App und die vom App-Anbieter getroffenen Sicherheitsmaßnahmen den datenschutzrechtlichen Anforderungen genügen. Hierbei können Sie den folgenden Fragenkatalog nutzen. Nur, wenn alle Fragen positiv beantwortet wurden, ist die App datenschutzrechtlich in Ordnung.

Fragenkatalog zu technisch-organisatorischen Maßnahmen (TOM) des App-Anbieters

Wird für die Kita eine eigene Datenbank angelegt, für die die Kita-Leitung die Administrationsrechte hat?

Kann die Kita-Leitung bestimmen, wer Zugang zur Kita-App bekommt?

Ist sichergestellt, dass die App keine Daten für andere Apps bereitstellt?

Ist Webtracking ausgeschlossen?

Ist die Kita-App mit Zugangsname und Passwort geschützt?

Kann für jede Fachkraft ein eigener Account mit eigenem Passwort angelegt werden?

Können unterschiedliche Zugangsberechtigungen für die einzelnen Mitarbeitenden festgelegt werden, sodass die Kita-Leitung festlegen kann, wer Zugriff auf welche Daten hat?

Können die Eltern sich mit einer 2-Faktor-Authentifizierung in der App anmelden, z. B. mit Handynummer und Passwort oder E-Mail-Adresse und biometrischem Merkmal, z. B. Fingerabdruck?

Erfolgt die Datenübertragung verschlüsselt?

Werden die Daten auf dem Server des App-Anbieters verschlüsselt gespeichert?

Ist sichergestellt, dass Fotos von Nutzern der App nicht automatisch heruntergeladen werden?

Ist die Vertraulichkeit im Umgang mit den Daten sichergestellt?

Ist sichergestellt, dass personenbezogene Daten bei technischen Problemen schnell wiederhergestellt werden können?

Sichert der Anbieter zu, dass die Daten aus dem System nicht an Dritte weitergegeben werden, insbesondere nicht zu kommerziellen Zwecken?

Sichert der Anbieter zu, dass die Betroffenen-Rechte (Auskunft, Datenlöschung), die von Eltern und Mitarbeitenden geltend gemacht werden, umgesetzt werden?

Stellt der Anbieter bei der ersten Anmeldung der Eltern in der App sicher, dass diese einer Nutzung der personenbezogenen Daten zustimmen (= Einwilligungserklärung)?

2. Intuitive Bedienung

Überlegen Sie genau, wofür Sie die App nutzen möchten und was Sie an Funktionen erwarten. Legen Sie genau fest, welche Prozesse Sie perspektivisch digital gestalten wollen. Sinnvoll ist, dass die App folgende Funktionen haben sollte

- Terminmitteilungen an Eltern
- Kita-Kalender
- Übertragung der Termine in den Online-Kalender der Eltern und Mitarbeitenden
- Abwesenheitsmeldungen von Kindern über die App
- Versand von Elternbriefen/Informationen für die gesamte Kita und für die jeweiligen Gruppen mit der Möglichkeit für die Eltern, diese in der App zu unterschreiben und an die Kita zurückzusenden bzw. auf die Nachricht direkt zu antworten.
- Übersetzungs- und Vorlesefunktion für Eltern, die nicht so gut Deutsch sprechen oder Schwierigkeiten mit dem Lesen haben
- Service-Hotline des App-Anbieters bei technischen Problemen (sowohl online als auch telefonisch)
- ggf. Videokonferenztools zur Live-Kommunikation
- ggf. Möglichkeit für digitale Portfolios

Sehen Sie sich die App an und prüfen Sie, ob die von Ihnen in Betracht gezogene App Ihren Erwartungen entspricht.

Darüber hinaus müssen Sie darauf achten, dass die App intuitiv, also einfach und ohne langatmige Einweisungen zu benutzen ist. Am besten probieren Sie die App nicht nur selbst aus, sondern lassen Sie auch von Ihren Mitarbeitenden testen. Nur so ist gewährleistet, dass alle, die mit der App arbeiten sollen, mit ihr auch zurechtkommen und sie aktiv nutzen können.

Wichtig ist, dass Sie Mitarbeitende, denen der Umgang mit Tablet, iPad oder Smartphone nicht so geläufig ist, mitnehmen und behutsam an die Nutzung dieser App heranführen.

Stellen Sie allerdings fest, dass – trotz Überzeugungsarbeit Ihrerseits – die Mitarbeitenden mehrheitlich die Nutzung einer Kita-App ablehnen, sollten Sie sehr genau überlegen, ob Sie diese wirklich einführen wollen. Denn wenn das Team nicht mitzieht, ist der Nutzen einer solchen App für den Kita-Alltag eher gering. Hier sollten Sie überlegen, in Ihrem Team zunächst eine positive Grundhaltung zum Thema Medienbildung zu entwickeln. Hierbei hilft Ihnen das Kapitel 2 dieser Broschüre.

Tipp: Beziehen Sie auch die Eltern mit ein

Die Kita-App muss auch für die Eltern leicht zu nutzen sein. Daher sollten Sie auch die Eltern in die Auswahlentscheidung mit einbeziehen. Stellen Sie die App z. B. Ihrer Elternvertretung vor, und lassen Sie diese die Testversion nutzen. So lässt sich herausfinden, ob die App auch bei der Nutzung durch die Eltern hält, was sie verspricht.

Da hilft nur: Ausprobieren! Die meisten Apps bieten eine kostenlose Testversion an. Nutzen Sie diese Möglichkeit, und prüfen Sie die App eingehend auf ihre Funktionsfähigkeit und die intuitive Nutzbarkeit. Denn wenn die App für Sie und die Eltern nicht einfach zu handhaben ist, wird sie letztlich nicht genutzt, und dann rentieren sich die mit der App verbundenen Kosten und der Aufwand der Installation nicht.

3. Kosten- und Werbefreiheit für Eltern

Wollen Sie eine Kita-App einführen, entstehen Ihnen als Kita hierdurch Kosten. Achten Sie aber darauf, dass die Nutzung der App für die Eltern kostenfrei ist.

Außerdem zeichnen sich seriöse App-Anbieter durch Werbefreiheit aus. Hierauf sollten Sie bei der Auswahl des Anbieters achten und gezielt nachfragen, wenn sich dies aus den Allgemeinen Geschäftsbedingungen oder dem Vertrag nicht eindeutig ergibt.

4. Kosten für die Kita

Wichtig ist außerdem, dass Sie genau prüfen, welche Kosten durch die Nutzung der Kita-App auf Sie zukommen. Die meisten Anbieter bieten verschiedene „Pakete" an, für die unterschiedliche Preise aufgerufen werden.

Überlegen Sie genau, welche Funktionen der App Sie für Ihre Kita unbedingt benötigen, und lassen Sie sich dann vom Anbieter ausrechnen, welche Kosten auf Sie zukommen. Bestehen Sie auf einem schriftlichen Angebot.

Sinnvoll kann es auch sein, wenn Sie zunächst die „kleine" Lösung buchen mit der Option, die gebuchten Funktionen der App zu erweitern, wenn Ihnen dies notwendig erscheint.

Haben Sie ein konkretes Angebot, müssen Sie Ihren Träger über den geplanten Einsatz einer Kita-App informieren und ihm das von Ihnen in die engere Auswahl gezogene Angebot vorlegen. Denn die meisten Kita-Leitungen können über solche grundlegenden Investitionen nicht allein entscheiden, sondern brauchen das Okay des Trägers und auch dessen Finanzierungszusage.

Darüber hinaus empfiehlt es sich, die zuständige Kita-Aufsichtsbehörde über die Einführung der Kita-App zu informieren. Dies wird z. B. in Bayern ausdrücklich von den Jugendämtern verlangt.

5. Technische Voraussetzungen

Prüfen Sie, bevor Sie sich für eine Kita-App entscheiden, welche technischen Voraussetzungen sowohl auf Kita- als auch auf Elternseite erfüllt sein müssen.

Auf Kita-Seite müssen Sie darauf achten, mit welcher Hardware die Kita-App zu bedienen ist. So sollte es z. B. möglich sein, die Kita-App vom Laptop, PC oder Tablet und nicht nur über das Smartphone zu bedienen.

Wollen Sie und Ihr Team die App über Smartphones nutzen, müssen Sie entsprechende Geräte, z. B. für jede Gruppe, anschaffen. Denn die Nutzung privater Smartphones für die Kita-App sollte mit Blick auf den Datenschutz tabu sein.

Außerdem setzt die Nutzung einer Kita-App in der Regel ein funktionsfähiges WLAN voraus. Probieren Sie aus, ob die Nutzung in Ihrer Kita tatsächlich möglich ist.

Mit Blick auf den Datenschutz ist es wichtig, dass Ihre Tablets, PCs und Smartphones, mit denen Sie und Ihr Team auf die App zugreifen können, durch eine Sperrung, die nur im Wege einer Passworteingabe aufgehoben werden kann, vor dem Zugriff unbefugter Dritter geschützt ist. Dies ist insbesondere wichtig für den Fall, dass das Endgerät abhandenkommt oder Kinder mit den Geräten „arbeiten".

Alternativ macht es durchaus Sinn, z. B. ein Gruppen-Tablet nur für die Arbeit mit den Kindern zu nutzen und die Arbeit in der App am Laptop oder über das Gruppen-Smartphone zu steuern.

Um die Kita-App nutzen zu können, benötigen die Eltern ein Smartphone. Dieses ist in den meisten Familien Standard – aber eben nicht in allen.

Haben Sie in der Kita Familien, die kein Smartphone haben – oder die App nicht nutzen wollen –, ist das, wenn es sich um Einzelfälle handelt, kein Grund, auf die Nutzung einer Kita-App ganz zu verzichten.

Sie müssen dann aber darauf achten, dass die Kommunikation und Information der Familien, die die Kita-App nicht nutzen möchten, trotzdem über andere Kanäle funktionieren, z. B., indem Sie Elternbriefe für diese Familien ausdrucken.

6.4.2 Beziehen Sie die Eltern ein

Bevor Sie Geld in die Einführung einer Kita-App investieren, sollten Sie, wenn Sie einen Anbieter ausgewählt haben, alle Eltern in die Entscheidung mit einbeziehen. Denn: Die beste Kita-App nützt Ihnen nichts, wenn die Eltern diese nicht nutzen möchten und Sie nur mit einigen wenigen über die App kommunizieren.

Stellen Sie im Rahmen eines Elternabends die von Ihnen ausgewählte Kita-App vor, und beziehen Sie bei der Präsentation die Elternvertretung aktiv mit ein.

6.4.3 Vorsicht bei Gesundheitsdaten!

Viele Kita-Apps bieten an, dass Eltern ihre Kinder über die App krankmelden können. Manche sehen sogar vor, dass die Eltern Ihnen mitteilen, woran ihr Kind erkrankt ist. Das ist datenschutzrechtlich kritisch, da hiermit besonders geschützte Gesundheitsdaten verarbeitet werden. Dies würde Sie vor der Einführung und Nutzung der App verpflichten, eine sogenannte Datenschutzfolgeabschätzung vorzunehmen, was ziemlich kompliziert ist.

Vor diesem Hintergrund möchte ich Ihnen raten, diese Funktion nicht zu nutzen, sondern sich auf eine reine Abwesenheitsmeldung zu beschränken. In dieser teilen die Eltern Ihnen lediglich über die App mit, dass ihr Kind heute (ggf. auch wie lange) nicht in die Kita kommt.

Bitten Sie die Eltern, die Kita telefonisch zu informieren, wenn ihr Kind an einer meldepflichtigen Krankheit im Sinne des § 34 Infektionsschutzgesetz leidet.

6.4.4 Vorsicht vor Chat-Funktionen für Eltern!

Wer schon mal in einer WhatsApp-Chatgruppe war, weiß, welche Eigendynamik solche Gruppen entwickeln können – gerade, wenn es um Kinder geht.

Daher möchte ich Ihnen raten, auf folgende Funktionen zu verzichten:

- Kommentar-Funktion, mit der die Eltern für alle anderen sichtbar auf Ihre Mitteilungen reagieren können
- Eltern-Chat, in dem die Eltern sich untereinander austauschen können, denn diesen müssten Sie, damit er nicht aus dem Ruder läuft, moderieren.

Anders sieht es dagegen bei einem Mitarbeitenden-Chat aus. Eine solche Funktion macht durchaus Sinn und ersetzt dann – datenschutzkonform – die Kommunikation über WhatsApp und vergleichbare Messengerdienste.

6.5 Dokumentations- und Portfolio-Apps rechtssicher nutzen

Viele Kita-Apps bieten neben der reinen Kommunikation mit Eltern und Team auch erweiterte Funktionen, wie z. B. zur Erstellung der Bildungs- und Entwicklungsdokumentation mittels Beobachtungsbögen, zur Erstellung eines E-Portfolios oder zur freien Dokumentation der Entwicklung der Kinder, z. B. mit digitalen Lerngeschichten.

All dies ist möglich, wenn die rechtlichen Rahmenbedingungen stimmen. Neben den datenschutzrechtlichen Hinweisen, die im Kapitel „Kita-App" erläutert wurden und die für die Nutzung von Dokumentationsfunktionen genauso gelten (S. 148), ist entscheidend, dass Sie darauf achten, dass Sie die Dokumentationsfunktion nur nutzen, wenn die Eltern dem im Vorfeld schriftlich zugestimmt haben.

Denn: Im Rahmen der Bildungs- und Entwicklungsdokumentation werden sehr sensible personenbezogene Daten gespeichert und ggf. auch Fotos und Videos hinterlegt. Die digitale Verarbeitung solcher Daten setzt eine Einwilligung der Eltern voraus.

Für Kinder, deren Eltern ihre Zustimmung verweigern, müssen Sie alternativ analoge Dokumentationsmöglichkeiten finden.

Ein Muster für eine solche Einwilligungserklärung finden Sie hier.

Muster: Einwilligungserklärung zur Nutzung der Kita-App zur Entwicklungs- und Bildungsdokumentation

Liebe Eltern,

die Kindertagesstätte hat neben der Betreuungsaufgabe einen eigenständigen Erziehungs- und Bildungsauftrag. Die Förderung der Persönlichkeitsentwicklung jedes Kindes ist hierbei von zentraler Bedeutung. Ihr Kind soll sich bei uns wohl- und geborgen fühlen und sich nach seinen Fähigkeiten bestmöglich entwickeln. Um diese Entwicklung erfolgreich zu begleiten und zu fördern, ist es erforderlich, das Verhalten Ihres Kindes, sein Handeln, sein Spiel, seine Bewegung und seine Sprache gezielt zu beobachten und diese Beobachtungen auch festzuhalten.

Auf Grundlage dieser Dokumentation erhalten die pädagogischen Fachkräfte Einblick in die individuellen Fortschritte Ihres Kindes. Dies ermöglicht eine auf Ihr Kind abgestimmte gezielte Unterstützung weiterer Bildungsschritte. Die Dokumentation bildet auch die Grundlage von Entwicklungsgesprächen mit Ihnen in der Kindertagesstätte. Diese Dokumentation stellt eine Datenerhebung im Sinne der §§ 64 SGB VIII dar. Sie erfolgt nur, wenn Sie uns Ihr Einverständnis schriftlich erteilen.

Wir weisen darauf hin, dass wir in unserer Kita die Bildungs- und Entwicklungsdokumentation digital vornehmen. Das heißt: Sowohl unsere Beobachtungen als auch Arbeiten und Fotos Ihres Kindes werden in einer digitalen Bildungs- und Entwicklungsdokumentation zusammengefasst und gespeichert. Hierzu werden natürlich auch personenbezogene Daten Ihres Kindes gespeichert. Dies erfolgt nur, wenn Sie dem zustimmen.

Möchten Sie dies nicht, dokumentieren wir die Bildung und Entwicklung Ihres Kindes analog (= in Papier).

Mit freundlichen Grüßen

Ihr Team der Kita

Einwilligungserklärung zur Erstellung einer digitalen Bildungs- und Entwicklungsdokumentation

Die Dokumentation des Entwicklungs- und Bildungsprozesses Ihres Kindes bildet eine wesentliche Grundlage für die pädagogische Arbeit, für die Planung von unterstützenden Maßnahmen von Lern- und Entwicklungsprozessen und die Vorbereitung und Durchführung von Entwicklungsgesprächen mit den Eltern.

Bei der Dokumentation von Lern- und Entwicklungsprozessen werden Daten von Ihrem Kind mithilfe von

- schriftlichen Aufzeichnungen über Gespräche und Gedanken Ihres Kindes,
- Austausch im pädagogischen Team der Kindertagesstätte,
- Ergebnissen kindlicher Aktivitäten (Bilder, Kunstwerke, o. Ä.),
- Beschreibung der erreichten Lerninhalte,
- gezielten und freien Beobachtungen durch Foto- oder Filmmaterial,
- Portfolioarbeit (z. B. Bildungs- und Lerngeschichten)

erhoben.

Es wird von jedem Kind eine individuelle digitale Dokumentation über die gesamte Kindergartenzeit angelegt, die nach Beendigung der Kindergartenzeit dem Kind ausgehändigt und vom Server und allen Geräten der Kita gelöscht wird.

Ich/wir willige/n ein, dass die Entwicklungsbeobachtungen über mein/unser Kind .... und deren Auswertungen in der Bildungsdokumentation digital über das System (hier Name des Dokumentationssystems einfügen) festgehalten werden.

O ja O nein

Wir wurden darüber informiert, dass wir jederzeit Einblick in die Bildungsdokumentation unseres Kindes nehmen können.

Wenn unser Kind die Einrichtung verlässt, erhalten wir die Bildungsdokumentation in digitaler Form ausgehändigt. Die in diesem Zusammenhang verarbeiteten Daten werden nach Beendigung des Betreuungsvertrags vonseiten der Kita unwiederbringlich gelöscht.

Eine Weitergabe der Bildungsdokumentation an Personen außerhalb der Kita erfolgt nicht bzw. nur mit unserer Zustimmung.

Diese Einwilligung erteilen wir freiwillig.

Wir können diese Einwilligungserklärung jederzeit ohne Angabe von Gründen mündlich oder in Textform, z. B. per Brief oder E-Mail, gegenüber der Leitung der Kita .... für die Zukunft widerrufen.

....

Ort, Datum   Unterschrift Eltern (beide)

Wenn Sie digital dokumentieren, sollten Sie darauf achten, dass diese Funktion von Ihren Mitarbeitenden offline genutzt wird. Das erhöht die Datensicherheit.

Wichtig ist darüber hinaus, dass Sie sicherstellen, dass Eltern keinen Zugriff auf diese Dokumentation haben bzw. nur dann, wenn Sie ihnen diesen gewähren und diese z. B. im Vorgriff zu einem Entwicklungsgespräch mit Ihnen teilen.

6.6 Nutzen Sie digitale Gruppentagebücher in einem sicheren Rahmen

Weiter werden im Rahmen der Apps auch – oder auch als Software-Lösung – digitale Gruppentagebücher angeboten, in denen nicht nur die An- und Abwesenheit der Kinder, sondern auch die Kontaktdaten der Eltern, die abholberechtigten Personen und Notfallkontakte sowie wichtige Gesundheitsdaten hinterlegt werden können.

Außerdem können in vielen Apps Unfälle digital dokumentiert werden. Es muss dann kein Meldeblock in Papier mehr benutzt werden. Die Unfalldaten können digital gespeichert und ggf. – wenn eine ärztliche Behandlung notwendig werden sollte – in die Unfallanzeige für die zuständige Landesunfallkasse übertragen werden.

Das ist vielfach eine große Arbeitserleichterung, wenn die datenschutzrechtlichen Rahmenbedingungen – insbesondere im Umgang mit besonders geschützten Gesundheitsdaten – eingehalten werden.

Wichtig ist aber, dass die rechtlichen Rahmenbedingungen stimmen.

1. Schützen Sie die Daten vor dem Zugriff Unbefugter

Nutzt Ihr Team ein Tablet, um das digitale Gruppentagebuch zu führen, ist es von entscheidender Bedeutung, dass der Zugang zu den Daten des Gruppentagebuchs sicher geschützt ist. Sinnvoll ist ein Passwortschutz oder auch ein biometrischer Schutz, z. B. dadurch, dass sich das Tablet nur auf den Fingerabdruck der verantwortlichen pädagogischen Fachkraft öffnen lässt.

In manchen Kitas ist es üblich, dass die Eltern ihr Kind selbst in die Anwesenheitsliste ein- und auch wieder austragen. Mal abgesehen von den aufsichtsrechtlichen Bedenken, die mit einer solchen Lösung einhergehen, ist dies bei der Nutzung eines digitalen Gruppentagebuchs nicht möglich. Denn wenn die Eltern ihr Kind selbst an- und abmelden können, haben sie auch Zugriff auf die übrigen Eintragungen im Gruppentagebuch und könnten diese ggf. sogar manipulieren – absichtlich oder versehentlich. Das Chaos ist so vorprogrammiert.

Durch einen gesicherten Zugang zum digitalen Gruppentagebuch ist sichergestellt, dass auch bei einer Nutzung des Tablets mit den Kindern nicht versehentlich Daten im digitalen Gruppentagebuch verändert werden.

2. Prüfen Sie die Belastbarkeit Ihres WLANs

Viele Kitas verfügen nach wie vor über kein stabiles WLAN. Trifft dies auf Ihre Kita zu, ist ein digitales Gruppentagebuch für Ihre Einrichtung nicht geeignet. Denn dieses funktioniert nur mit einer funktionierenden WLAN-Verbindung. Fehlt diese oder ist das WLAN häufig gestört, führt das dazu, dass die Mitarbeitenden das digitale Gruppentagebuch nicht nutzen und auf wichtige Daten, wie z. B. Notfallkontakte, nicht zurückgreifen können.

Kümmern Sie sich daher erst um die Ausstattung Ihrer gesamten Einrichtung mit einem stabilen WLAN, bevor Sie auf digitale Gruppentagebücher umsteigen.

Wichtig ist, dass Sie und Ihr Team in Situationen, in denen ein Zugriff auf das digitale Gruppentagebuch nicht möglich ist, auf die wichtigsten Informationen, wie z. B. die Notfallkontakte, notfalls auch offline zurückgreifen können. Dies können Sie gewährleisten, indem Sie diese Informationen in einem Ordner auf Ihrem PC abspeichern oder diese ausgedruckt in der vielleicht noch existierenden Kinderakte aufbewahren.

Anhang

Kooperationspartner & Ressourcen

Zum Schluss möchten wir Ihnen einen kleinen Überblick geben, wo Sie als Leitung für den Start oder die Weiterentwicklung der digitalen Mediennutzung in Ihrer Kita weitere Unterstützungsmöglichkeiten finden können. Nutzen Sie die Gelegenheit, verschiedene Kooperationspartner in Ihrer Umgebung zu erkunden, durch die Sie Unterstützung erfahren und eine Erweiterung Ihrer Arbeit mit Medien ermöglichen können.

1. Mediathek (früher bekannt als Bibliothek)

Sie bietet die Möglichkeit, verschiedene Medien, je nach Ausstattung, kostenlos für die Kita auszuleihen. Sie haben mit den Kindern die Möglichkeit, einen Ausflug zu machen. Dabei können die Kinder selbstständig nach ihren Interessen Medien ausleihen. So lernen sie die Vielfalt kennen, die kostenlos angeboten wird.

2. Andere Kitas

In Ihrem Umkreis gibt es bestimmt andere Kitas, die eventuell einen anderen Träger haben. Das bietet Ihnen die Möglichkeit, in Kooperation miteinander zu treten und darüber auch Medien und Erfahrungswerte auszutauschen.

1. Versuchen Sie hier zu Beginn, erst einmal den Kontakt aufzubauen. Die beste Möglichkeit ist hier, dass Sie sich mit anderen Kita-Leitungen erst einmal zum Thema austauschen.

2. In diesem Austausch überlegen Sie gemeinsam, welche Materialien ausgetauscht werden können und natürlich für wie lange.

3. Nach 3 Monaten ist ein Resümee sinnvoll, um Erfahrungen auszutauschen. Dies kann über ein Telefonat unter den Kita-Leitungen oder den zuständigen KollegInnen für den Themenbereich „Medien“ stattfinden.

Haben Sie eine Kita bei sich im direkten Umfeld, die schon sehr gut aufgestellt ist, wäre es auch eine Idee, diese Kita einmal zu besuchen und einen Hospitationstermin auszumachen. Die Ideen können Sie dann wieder mit in Ihr Team nehmen. Gerade aus der Praxis können Sie am meisten lernen, und die Erfahrungen helfen Ihnen, einen guten Weg für Ihre Kita zu finden.

3. Präventionsnetzwerke

In Ihrer Region gibt es bestimmt auch Netzwerke, die sich mit dem Thema „Medien" auseinandersetzen und im besten Fall auch dazu Angebote vorweisen können, die Ihnen helfen, sich dem Thema zu nähern und die Vorteile der Mediennutzung zu erkennen. In meiner Region gibt es das „Präventionsnetzwerk Ortenau" sowie „Echt Dabei", die sich mit dem Thema „Medien" auseinandersetzen und dafür geschultes Personal sowie verschiedene Materialien anbieten. Informieren Sie sich über die bei Ihnen zur Verfügung stehenden örtlichen Angebote.

4. Firmen

Nehmen Sie sich als Einrichtung doch einmal vor, den Blick auf Ihr Umfeld zu richten: Welche Firmen gibt es in direkter Nähe der Kita und mit welcher davon kooperieren Sie bereits oder könnte eine Kooperation ein guter Start sein? Firmen spenden gern für Kitas und unterstützen sie, wenn nicht genügend Gelder vorhanden sind. Fragen kostet nichts und kann Ihnen einen Mehrwert in der Arbeit mit Medien in Ihrer Kita bringen.

5. IT-Firmen/Stadtverwaltungen

Schauen Sie sich gezielt nach den beiden Bereichen um, und fragen hier an, ob es nicht ausrangierte, für die Firma veraltete Geräte gibt, die Sie in der Kita noch gut verwenden können. Bevor diese entsorgt werden, können Ihre Kinder daran Freude haben und den ersten Kontakt mit Medien innerhalb der Kita erhalten.

6. Eltern

Nutzen Sie diese direkte Ressource und fragen Sie in der Elternschaft nach, wer die Möglichkeit hat, Ihnen im Bereich „Medien" weiterzuhelfen, sei es mit Unterstützung bei einen Elternabend, durch das Zurverfügungstellen eigener Geräte oder auch durch einen Kontakt mit einem Arbeitgeber, der gern ein paar Geräte für die Kinder in Ihrer Kita spendet. Wer nicht fragt, der nicht gewinnt.

Literaturverzeichnis

Baacke, Dieter (2007): Medienpädagogik (Nachdr.). Max Niemeyer Verlag.

Bildungsserver, M. K.-E. (20.02.2023) von https://medienkindergarten.wien/medien-paedagogik/ abgerufen

Theunert, Helga (2007): Medienkinder von Geburt an. Medienaneignung in den ersten sechs Lebensjahren. München: kopaed.

Rothstein, B. (kein Datum). *Wenn der Stift nicht schreibt, sondern vorliest.*

Vollmer, K. (2021). *Fachwörterbuch Kita.* Freiburg: Herder

Notizen

Notizen

Notizen

Notizen